Inhaltsverzeichnis

Vorwort des Herausgebers

Die Peritonealdialyse als eine wichtige Form der Heimdialyse wird seit dem Aufbau des Institutes für Fort und Weiterbildung (ifw) der PHV durch ein breites Bildungsangebot unterstützt. Die Förderung der Heimdialyse ist seit 1973 im Stiftungszweck der PHV verankert und wird bis heute auch vom ifw mit großem Engagement verfolgt.

Wir hoffen, dass dieses Buch auch zukünftig in möglichst vielen Einrichtungen und Zentren eingesetzt werden kann. Mit der Neuauflage wollen wir einen weiteren Beitrag zur Förderung der Peritonealdialyse leisten und die Ärzte und Pflegenden vor Ort bei ihrer täglichen Arbeit unterstützen.

Wir danken Frau Tast und Herrn Professor Dr. Mettang für ihr stetiges Engagement und ihre Bereitschaft, eine neue und aktualisierte Auflage zum vorliegenden Buch zu erstellen, in das sie wieder ihr großes Kapital an Erfahrungen und Kenntnissen eingebracht haben. Dank ihrer Hilfe ist dieses Buch ein fortwährender, lebendig bleibender und vor allem praktischer Berater zur Peritonealdialyse.

Bad Homburg im Mai 2013
Jutta Bernert
Leitung

ifw – Institut für Fort- und Weiterbildung
Patienten-Heimversorgung
Gemeinnützige Stiftung
www.ifw-dialyse.de

Vorwort

Wie kaum ein anderes Behandlungsverfahren stellt die Peritonealdialyse die Eigenverantwortlichkeit des Patienten in den Mittelpunkt. Damit der Patient diese Verantwortung wahrnehmen und die Dialyse sicher zuhause durchführen kann, ist er eingebunden in ein Team aus Pflegenden und Ärzten.

Vieles in der Peritonealdialyse bleibt Erfahrungswissenschaft, wird von Arzt zu Arzt und von Pflegendem zu Pflegendem weitergegeben und lässt sich bisweilen nur schwer durch Literaturzitate belegen. Wir haben uns in diesem kleinen Leitfaden bemüht, die wichtigsten Behandlungsprinzipien der Peritonealdialyse kritisch darzustellen, an die derzeitigen wissenschaftlichen Erkenntnissen anzupassen, um damit insbesondere Pflegenden die Möglichkeit zu geben, ihr Vorgehen abzugleichen oder die eine oder andere Information hinzuzugewinnen.

Oft führen unterschiedliche Wege zum Behandlungserfolg und sind gut und richtig. Wir sind uns daher bewusst, dass die dargestellten Vorgehensweisen oft nur einen Ausschnitt aus dem Spektrum der Möglichkeiten darstellen, das die Praxis bietet.

Ganz wichtig erscheint uns, dass alle Beteiligten Vertrauen in das gewählte Behandlungsverfahren haben. Solches Vertrauen erwächst aus Kenntnis und Erfahrung im Umgang mit der Peritonealdialyse. Die Lektüre dieses Buches mag einen Beitrag hierzu leisten.

Wir hoffen sehr, dass dieses Buch hilft, die Peritonealdialyse sicherer und einfacher zu machen und freuen uns über Kritik und Anregung zur weiteren Verbesserung des Buches in der nächsten Auflage.

Wiesbaden im Mai 2013
Christa Tast   Thomas Mettang

1 Prinzip der Peritonealdialyse

Die Peritonealdialyse funktioniert, wie in **Abbildung 1-1** gezeigt. Über einen permanent implantierten Peritonealkatheter wird die Dialyselösung aus Plastikbeuteln, der Schwerkraft folgend, in die Bauchhöhle instilliert. In der Regel werden 1,5–2,5 l Dialyselösung verwendet. Die Lösung bleibt 4–8 Stunden in der Bauchhöhle und wird 3- bis 5-mal täglich ausgetauscht. Die Entleerung der Bauchhöhle erfolgt über dasselbe Schlauchsystem (Doppelbeutel- oder Y-System). Durch den Austausch von Flüssigkeit und gelösten Stoffen zwischen dem Blut in den kleineren Blutgefäßen des Bauchfells (peritoneale Kapillaren) und der Dialyselösung kommt es zu einer ausreichenden Elimination harnpflichtiger Substanzen und Elektrolyte. Die erforderliche Ultrafiltrationsleistung wird durch Verwendung hochosmolarer (glukosehaltiger) Dialyselösungen oder durch isoosmolare Lösungen, wie z.B. Polyglukose, erreicht. Das Behandlungsregime wird individuell entsprechend den peritonealen Transporteigenschaften und der Restnierenfunktion der Patienten festgelegt.

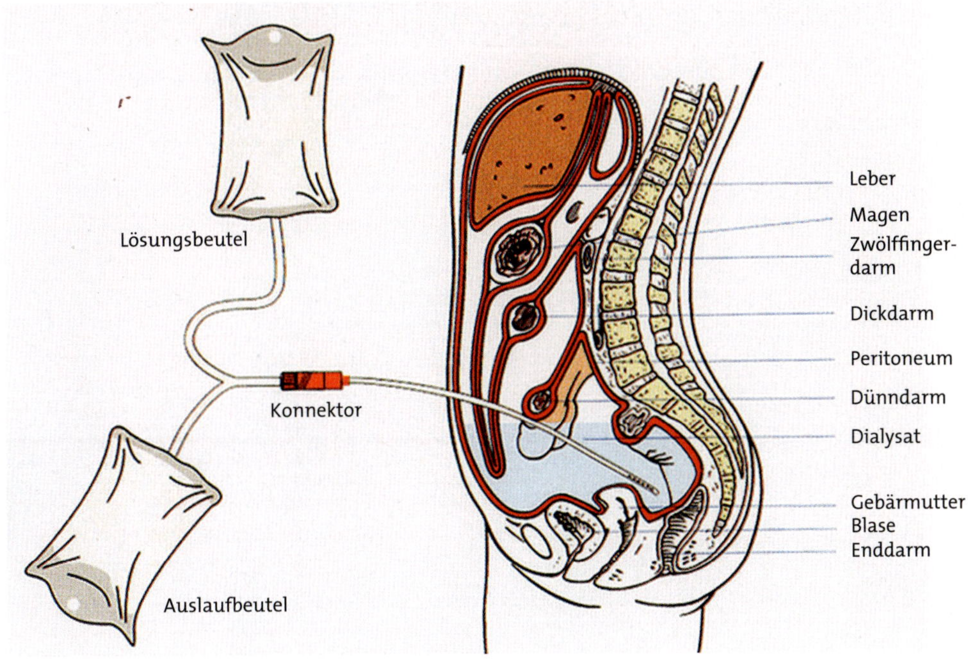

Abbildung 1-1: Schematische Darstellung der Peritonealdialyse

2 Anatomie und Histologie des Peritoneums

2.1 Einführung

Das Peritoneum bzw. Bauchfell ist eine dünne, samtig glänzende Haut, die alle Verdauungsorgane (viszerale Schicht) und die Innenwand der Bauchhöhle (parietale Schicht) auskleidet und dadurch eine reibungsarme Verschiebung der Bauchorgane ermöglicht. Es ist von feinen Blutgefäßen durchzogen. Das Bauchfell bildet einen abgeschlossenen Raum, in dem sich nur wenig seröse Flüssigkeit befindet. Leber, Gallenblase, Magen, Dünndarm, Colon transversum, Sigma und Milz liegen innerhalb der Peritonealhöhle und werden nahezu völlig vom Bauchfell bedeckt. Mit der Bauchwand verwachsen, jedoch außerhalb der Peritonealhöhle gelegen, sind Zwölffingerdarm, Bauchspeicheldrüse und der auf- und absteigende Teil des Dickdarms (Colon ascendens und Colon descendens). Die Nieren und Harnleiter liegen retroperitoneal. Der intraperitoneale Raum dehnt sich nach Instillation von Flüssigkeit aus, sodass die meisten Menschen problemlos 2–3 l Dialyselösung intraperitoneal tolerieren. Auch unter bestimmten krankhaften Umständen kann sich dieser Raum mit Flüssigkeit, bei Leber- oder Herzerkrankungen z. B. mit Aszites, füllen.

2.2 Aufbau des Peritoneums

Das Peritoneum besteht aus drei Anteilen:

- dem viszeralen Anteil, der die inneren Organe überzieht (ca. 60 %)
- Mesenterium und Omentum (ca. 30 %) und
- dem parietalen Anteil (Zwerchfell und innere Bauchwand) mit 10 %.

Die Gesamtfläche des Peritoneums beträgt beim Erwachsenen etwa 1,7–2,0 m^2, die durchschnittliche Dicke 13 ± 6,6 µm. Für die Effektivität der Dialyse ist das parietale Peritoneum wesentlich.

Zum viszeralen Anteil des Bauchfells gehören das Omentum majus und das Omentum minus, zwei Peritonealfalten, die besser unter dem Begriff «großes» bzw. «kleines Netz» bekannt sind. Dieses Netz hat wichtige Aufgaben bei der Fremdkörper- und Infektabwehr und gehört zum retikuloendothelialen System des Körpers. Die verschiedenen Anteile des Bauchfells unterscheiden sich im histologischen Aufbau und entsprechend auch in ihrer Funktion. Alle Anteile sind jedoch eher gefäßarm. Der größte Teil der Blutversorgung erfolgt über die A. mesenterica superior, der venöse Abstrom erfolgt zur Pfortader und zur V. cava inferior und superior (**Abb. 2-1**).

Feingeweblich besteht das Bauchfell aus verschiedenen Schichten:

- Mesothel
- Interstitium
- Gefäße.

2.2.1 Mesothel

Die gesamte Oberfläche des parietalen und viszeralen Peritoneums wird von einer einlagigen

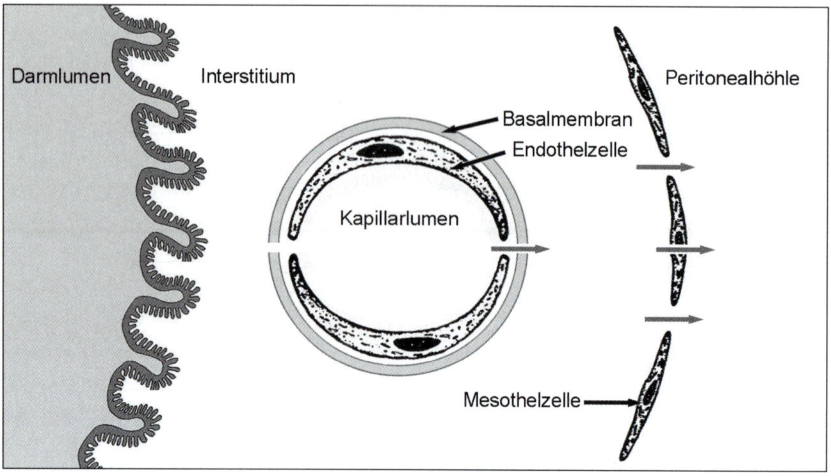

Abbildung 2-1: Schema der peritonealen Transportwege

Zellschicht aus Mesothelzellen gebildet. Interessant am Mesothel sind die zahlreichen Mikrovilli. Es handelt sich um Zytoplasmaausstülpungen auf der Lumenseite, die also in direktem Kontakt mit der Dialyselösung stehen. Das Zytoplasma ist ein Grundplasma, umschlossen von einer Zellmembran. Auf 1 mm^2 mesothelialer Oberfläche wurden 200 Mio. solcher Mikrovilli berechnet, dies entspricht einer Oberflächenvergrößerung auf das 20-fache. Im viszeralen Anteil sind die Mikrovilli dichter als im parietalen Anteil.

2.2.2 Interstitium und Gefäße

Unter dem Mesothel liegt eine dickere Schicht Bindegewebe, das Interstitium. Es besteht aus einer Grundsubstanz, Fasern und Zellen (Fibroblasten, Makrophagen) und spielt eine wichtige Rolle bei der Heilung nach einer Peritonitis. Hier verlaufen die Kapillaren, d. h. feine Blutgefäße, die das Peritoneum mit Nährstoffen und Sauerstoff versorgen.

Über das weitverzweigte Netz dieser Kapillaren im Bauchfell werden gelöste Stoffe, Zellen und Wasser transportiert und durch die Kapillarwände, das Bindegewebe und das Mesothel an die Dialyselösung abgegeben. Als entscheidende Barriere für den Stofftransport dienen die Kapillarwände.

2.2.3 Das Drei-Poren-Modell

Nach dem Drei-Poren-Modell von Rippe und Krediet finden sich in der Peritonealmembran drei verschiedene Arten von Poren:

- Große Poren (r = 20 nm) sind für großmolekulare Substanzen, also z. B. auch für Proteine, durchlässig.
- Kleine Poren (r = 4–6 nm) bilden den Hauptanteil der Poren und sind für Wasser, niedermolekulare Substanzen und Mittelmoleküle durchlässig.
- Transzelluläre Poren oder ultrakleine Wasserporen (r = < 0,5 nm) sind ausschließlich für Wasser durchlässig und werden von spezifischen Membranproteinen (Aquaporinen) in den Endothelzellen der Kapillaren gebildet.

Es muss betont werden, dass es sich bei diesem Modell (**Abb. 2-2**) um ein rechnerisches Modell handelt, dem keine morphologisch nachweisbaren Strukturen entsprechen.

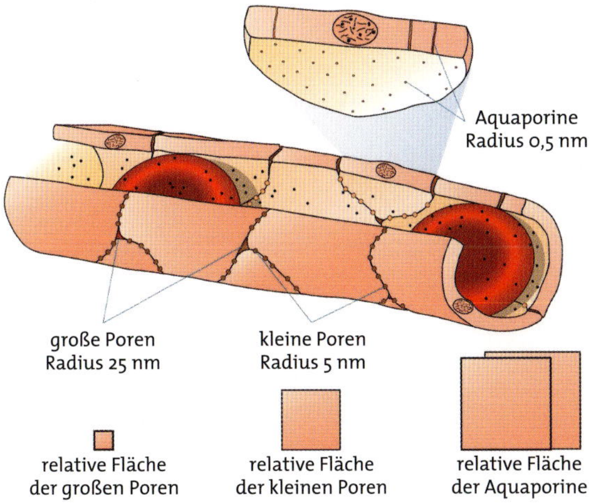

Abbildung 2-2: Die drei Porentypen der Peritonalmembran (Drei-Poren-Modell). Nach: Haag-Weber (2006) Kontinuierliche ambulante und automatisierte Peritonealdialyse. Nephrologe 1, 277

2.3 Morphologische Veränderungen unter Peritonealdialyse

Durch den ständigen Kontakt mit Dialyselösung verändert sich die Struktur des empfindlichen Peritonealgewebes. Die Mesothelzellen schrumpfen oder lösen sich ab, die interzellulären Spalten weiten sich, die Zahl der Mikrovilli nimmt ab. Diese Veränderungen bleiben jedoch zunächst ohne wesentlichen messbaren Einfluss auf die peritoneale Clearance. Im Verlauf der Behandlung kommt es am Peritoneum jedoch zu erheblichen Veränderungen. So nimmt die submesotheliale Kompaktzone durch Einlagerung von Bindegewebsmaterial und Einwandern von Bindegewebszellen sowie durch Ablagerungen von Fibrin und anderen organischen Substanzen erheblich an Dicke zu. Darüber hinaus kommt es zu einer Zunahme der Vaskularisierung im Bereich der kleinen und kleinsten Gefäße – Veränderungen, die denen bei Diabetes mellitus am Augenhintergrund ganz ähnlich sind.

Unter einer Peritonitis kommt es zu weiteren Komplikationen: Die Dicke des Interstitiums verdoppelt sich annähernd: Flüssigkeit wird in das Bindegewebe des Peritoneums eingelagert, das aufquillt, wodurch sich die Diffusionsstrecke verlängert. Die Transporteigenschaften verändern sich, es kommt zu einer Steigerung der Diffusion von Glukose. Erstes Anzeichen dafür ist der Rückgang der Ultrafiltration. Entzündungszellen und Makrophagen treten vermehrt auf. Fibrinfäden heften sich an das Bauchfell und Teile des Bauchfells stehen als Austauschfläche nicht mehr zur Verfügung. Nach Ablauf einer Peritonitis erholt sich das Peritoneum zwar zum Teil wieder, dennoch können Schäden zurückbleiben und die Transporteigenschaften des Peritoneums erheblich beeinträchtigen.

Auch in der Folge abdomineller Operationen kann es zu einer Abnahme der peritonealen Austauschfläche kommen. Postoperative Verwachsungen führen nicht selten dazu, dass große Anteile des Peritoneums verkleben oder Taschen gebildet werden, sodass die Austauschfläche deutlich reduziert wird. Dann ist über das Peritoneum keine effektive Dialyse mehr möglich.

3 Peritonealer Transport

Das Bauchfell ist eine permeable Membran, die allerdings nur den Transport bestimmter Stoffe und Flüssigkeiten aus dem Blut in die Dialyselösung und umgekehrt ermöglicht.

Die anatomischen Barrieren für den Stofftransport vom Kapillarlumen bis zur Bauchhöhle bilden das Kapillarendothel, das Interstitium, das Mesothel und jeweilige Flüssigkeitsfilme am Endothel und Mesothel. Am Endothel und Mesothel bildet das Endothel – wie bereits erwähnt – die wichtigste anatomische Barriere.

Bedeutsam für die peritoneale Clearance ist auch der peritoneale Blutfluss. Allerdings ist der effektive kapillare Blutfluss im Peritoneum nicht exakt messbar.

Anhand der physikalischen Prinzipien von Diffusion, Osmose und Konvektion lassen sich die Transportvorgänge am Peritoneum gut erklären, daher sollen diese Prinzipien kurz erläutert werden **(Abb. 3-1)**.

3.1 Diffusion

Gelöste Stoffe wandern vom Ort einer hohen Konzentration (Blut) zum Ort der niedrigen Konzentration (Dialyselösung) bis hin zum Konzentrationsausgleich (Äquilibrium). Selbstverständlich findet diese Stoffwanderung auch in die andere Richtung statt, wenn die Konzentration eines Stoffes, z. B. der Glukose, in der Dialyselösung höher ist als im Blut. Auf diese Weise kann der Körper ganz erhebliche Mengen Glukose über das Peritoneum aufnehmen. Die Diffusionsrate ist u. a. abhängig von der Höhe des Konzentrationsgefälles und dem Molekulargewicht (MG) der entsprechenden Substanz.

Kalium (MG 39) oder Harnstoff (MG 60) «wandern» entsprechend schneller vom Blut in die Dialyselösung als z. B. Kreatinin (MG 113), Glukose (MG 180) oder Inulin (MG 5200). Für eine von der Menge her relevante Passage

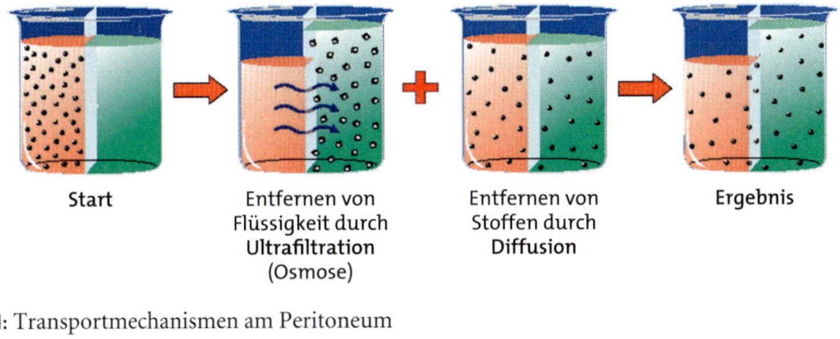

Abbildung 3-1: Transportmechanismen am Peritoneum

durch das Bauchfell sind größere Eiweißmoleküle (MG 60 000–300 000) oder Blutzellen (MG 500 000) deutlich zu groß.

3.2 Osmose

Die Antriebskraft für die osmotische Bewegung von Wasser über Membranen ist der osmotische Druck. Er wird alleine durch die Osmolarität, d. h. die Menge gelöster Teilchen pro Liter Lösung in Mol (osmol/l) bestimmt. Der osmotische Druck ist proportional zur Anzahl der gelösten Teilchen. Eine Lösung, die 1 mmol/l gelöste Teilchen enthält, hat einen osmotischen Druck von 1 mosmol/l. Im Blut wird die Osmolarität im Wesentlichen durch die Konzentration von Natriumchlorid, Glukose und Harnstoff bestimmt.

Natrium hat im Blut einen Normalwert von ca. 140–145 mmol/l. Kochsalz (Natriumchlorid) zerfällt in Lösung zu gleichen Teilen in Na^+- und Cl^--Ionen, also 2-mal ca. 140–145 mmol/l. Daraus ergibt sich eine Osmolarität im Blut von ca. 280–290 mosmol/l. Sind zwei Lösungen hinsichtlich ihrer wirksamen osmotischen Drucke gleich, sprechen wir von Isotonie.

Anhand der Osmose lässt sich die notwendige Ultrafiltration bei der Peritonealdialyse erklären. Lösungen für die Peritonealdialyse enthalten 1,36 %, 2,27 % und 3,86 % Glukoseanhydrat, das entspricht 1,5 %, 2,3 % bzw. 4,25 % Glukosemonohydrat. Durch diesen Glukosezusatz zur Dialyselösung besteht im intraperitonealen Raum eine Osmolarität von ca. 360–510 mosmol/l und im Kapillarblut des Peritoneums 280–290 mosmol/l. Bedingt durch diesen Unterschied der Osmolarität kommt es zum Einstrom von Wasser (Ultrafiltration) aus dem Blut in die Dialyselösung. Die Ultrafiltration ist unmittelbar nach Einlauf der frischen hyperosmolaren Lösung am größten und sinkt mit dem Ausgleich des osmotischen Gradienten: Glukose diffundiert aus der Dialyselösung ins Blut, damit verringert sich der Osmolaritätsunterschied zwischen den beiden Lösungen und in Folge auch die Ultrafiltration. Letztere findet über die transzellulären Poren oder ultrakleine Wasserporen statt, die ausschließlich für den Wassertransport und nicht für kleinmolekulare Substanzen permeabel sind. Gleichzeitig führt die Ultrafiltration zu einer Natriumverdünnung im Dialysat und damit zu einem höheren Konzentrationsgradienten zwischen Blut und Dialysat. Dies führt durch Diffusion zu einer höheren Natriumelimination aus dem Blut in das Dialysat.

Durch die Diffusion von Harnstoff in die Dialyselösung erhöht sich die Osmolarität, durch die Glukosediffusion und die Verdünnung der Dialyselösung mit Ultrafiltrat verringert sich die Osmolarität der Dialyselösung.

Glukosepolymerlösungen

Glukosepolymerlösungen bewirken die Ultrafiltration auf andere Weise. Sie enthalten Glukoseketten (Polymere) mit einem mittleren Molekulargewicht von 17 000–18 000.

Glukosepolymere (z. B. Extraneal®) wirken nicht osmotisch, sondern kolloidosmotisch und führen auch bei längerer Verweilzeit noch zu guten Ultrafiltrationsergebnissen. Als kolloidosmotischen oder onkotischen Druck bezeichnet man den durch größere Moleküle (meist Proteine, hier Glukosepolymere) in der Lösung verursachten Druck. Ausschlaggebend für den kolloidosmotischen Druck ist die Anzahl der in der Lösung vorhandenen Makromoleküle. Dieser Druck spielt physiologisch eine wesentliche Rolle beim Flüssigkeitstransport über Kapillarwände im Blut. Da Polymere für den Stofftransport durch die halbdurchlässige peritoneale Barriere zu groß sind, können sie nur in geringem Umfang durch das Peritoneum diffundieren. Dadurch bleiben die Druckverhältnisse und die Ultrafiltration lange Zeit weitgehend stabil. Da jedoch ein Abstrom über die Lymphbahnen möglich ist, kann bei Patienten mit hohem lymphatischem Abfluss auch die Polymerlösung über die Lymphbahnen in die Zirkulation des Patienten gelangen. Daraus resultieren zum einen eine verringerte Ultrafiltration und zum anderen eine erhöhte kolloidosmotische Belastung des Organismus.

Zeitpunkt und Ausmaß der resultierenden maximalen Netto-Ultrafiltration hängen von der individuellen Permeabilität des Peritoneums, der Osmolarität der Dialyselösung und der lymphatischen Absorption ab. Eine hohe Permeabilität des Peritoneums senkt die Glukosekonzentration in der Dialyselösung schneller, der Zeitpunkt der maximalen Ultrafiltration ist also bei gleicher Verweilzeit früher erreicht als bei einer niedrigen Permeabilität. Diese individuellen peritonealen Eigenschaften lassen sich anhand verschiedener Methoden berechnen (siehe 9.3.2.1).

3.3 Konvektion

Bei der Ultrafiltration werden Teilchen (harnpflichtige Substanzen) mit dem Wasser aus dem Blut in die Dialyselösung mitgerissen, was aber nur unwesentlich zur Entgiftung beiträgt. Die oben genannten Transportvorgänge werden beeinflusst durch:

- die Permeabilität des Peritoneums
- hydrostatische Drucke
- Gewebsdrucke
- den lymphatischen Abfluss
- die Temperatur der Dialyselösung
- Schädigungen des Peritoneums wie Fibrosierung, Sklerosierung
- Flüssigkeitsrückresorption oder peritoneale Absorption.

3.4 Peritoneale Absorption

Während der Dialysatverweilzeit wird ein Teil des Dialysates aus der Peritonealhöhle resorbiert. Hierfür gibt es zwei Ursachen:

- *Rückdiffusion von Glukose:* Glukose diffundiert abhängig von der Verweilzeit, der Glukosekonzentration und der Transporteigenschaften des Peritoneums aus dem Dialysat ins Blut. Patienten mit hohen Transporteigenschaften haben eine höhere Glukoseresorption als Patienten mit niedrigen. Durch die Veränderung der Osmolarität im Dialysat kommt es zum Rücktransport von Wasser aus dem Dialysat ins Blut.
- *Lymphatischer Abfluss:* Der diaphragmale Anteil des Bauchfells hat ein besonders dichtes Lymphgefäßnetz. Abhängig vom hydrostatischen Druck, vom Dialysevolumen und von der Körperposition kommt es zu einem variablen Transport von Dialyselösung aus der Peritonealhöhle in diese Lymphbahnen. Unter den respiratorischen Bewegungen des Zwerchfells öffnen und schließen sich Lakunen (Fenster) im diaphragmatischen Anteil. Plasma und Dialyselösung werden aufgenommen und gelangen über den Ductus thoracius in die V. cava superior und damit in den Kreislauf.

Der peritoneale Lymphtransport beträgt bei Peritonealdialyse-Patienten unter normalen Bedingungen ca. 0,6 ml/min, kann aber bei langjähriger Peritonealdialyse-Behandlung auf mehr als das Doppelte ansteigen. Das heißt, täglich fließen zwischen 0,8 l und mehr als 2 l Dialysat über die Lymphbahnen in den Blutkreislauf.

Die Höhe des Lymphflusses kann nur näherungsweise ermittelt werden.

Residualvolumen
Die nach vollständigem Ablauf in der Bauchhöhle verbleibende Dialysatmenge bezeichnen wir als Residualvolumen. Es ist u.a. abhängig vom Typ und von der Lage des Katheters. Durch starke Obstipation kann über eine so genannte Kompartimentierung ebenfalls ein erhöhtes Residualvolumen entstehen.

4 Dialyselösungen

4.1 Einführung

Dialyselösungen müssen bestimmte physiologische, bakteriologische und toxikologische Anforderungen erfüllen. Im Wesentlichen enthält die sterile und pyrogenfreie Dialyselösung all die Substanzen, die dialysabel sind, aber durch die Dialyse dem Blut nicht entzogen, sondern erhalten bzw. zugeführt werden sollen. Zusätzlich enthält die Dialyselösung einen Puffer zur Korrektur der metabolischen Azidose und eine osmotisch wirksame Substanz (z. B. Glukose) zum Wasserentzug.

Dialyselösungen für die kontinuierliche ambulante Bauchfelldialyse (CAPD) sind in Volumina von 250 ml bis 2500 ml erhältlich. Sie werden durchweg in klaren Plastikbeuteln geliefert. Für die apparative Peritonealdialyse (APD) werden Beutel mit 2,5 l, 3,0 l und 5,0 l angeboten.

Hochgerechnet wird das Bauchfell eines Patienten unter Peritonealdialyse pro Jahr mit ca. 3000 l Dialyselösung umspült. Das setzt eine besondere Zusammensetzung dieser Lösungen voraus. Anforderungen an die ideale Lösung sind:

- hohe Biokompatibilität
- geringe Resorption
- physiologischer pH-Wert
- geringe Anzahl an Glukoseabbauprodukten (GDPs)
- physiologische Osmolarität
- geringe Kosten und einfache Produktionsmöglichkeit.

Die Zusammensetzung der Dialyselösungen verschiedener Hersteller zeigt **Tabelle 4-1.**

4.2 Osmotisch wirksame Substanzen

Die industriell gefertigten Dialyselösungen enthalten *Glukose* in bis zu drei verschiedenen Konzentrationen. Diese Konzentration wird entweder als wasserfreie Glukose oder alternativ als Glukosemonohydrat (Dextrose) angegeben: 1,36 %, 2,27 %, 3,86 % Glukose (Anhydrat) entspricht 1,5 %, 2,3 % bzw. 4,25 % Dextrose (Monohydrat).

Mögliche metabolische Komplikationen infolge hoher Glukoseabsorptionsraten von 150–300 g/d (150 g entsprechen ca. 500 Kalorien, d. h. 25 % des kalorischen Tagesbedarfs) und die nach wenigen Stunden intraabdomineller Verweilzeit abnehmende Ultrafiltration haben zur Suche nach anderen osmotisch wirksamen Substanzen geführt. Alternativ zu Glukose wurden u. a. Glycerol, Sorbit, Aminosäuren bei den niedermolekularen Agenzien und Dextrane und Glukosepolymere bei den höhermolekularen Agenzien untersucht. Unter diesen alternativen Osmotika haben sich bislang jedoch nur Glukosepolymere und Aminosäuren bewährt.

4.2.1 Glukosepolymerlösungen

Glukosepolymerlösungen enthalten Polymere mit einem mittleren Molekulargewicht von

Tabelle 4-1: Zusammensetzung der Dialyselösungen verschiedener Hersteller

1 l Lösung enthält	Stay Safe®	Balance®	BicaVera®	Dianeal	
				PD4®	PD1®
Elektrolyte mmol/l					
Natrium	134	134	134	132	132
Calcium	1,25/1,75	1,25/1,75	1,75	1,25	1,75
Magnesium	0,5	0,5	0,5	0,25	0,75
Chlorid	102,5/103,5	100,5/101,5	104,5	95	102
Puffer, mmol/l					
Laktat	35	35		40	35
Hydrogenkarbonat			34		
pH-Wert	5,5	7	7,4	5,5	5,5
Osmotika					
Glukose, %	1,5/2,3/4,25	s. Stay Safe®	s. Stay Safe®	1,36/2,27/3,86	1,36/2,27/3,86
Polyglukose, %					
Aminosäuren, %					
Osmolarität, mosmol	356, 400, 510	s. Stay Safe®	s. Stay Safe®	344, 395, 483	344, 395, 483
Volumen, Liter CAPD	2,0/2,5	2,0/2,5	2,0/2,5	1,5/2,0/2,5/3,0	1,5/2,0/2,5/3,0
APD	5,0	3,0/5,0	3,0	5,0	5,0
Doppelbeutel (DP) Einzelbeutel (EB)	EB	DB	DB	EB	EB

Physioneal		Extraneal®	Nutrineal®	Gambrosol	
40®	35®			trio 40®	trio 10®
132	132	133	132	132	132
1,25	1,75	1,25	1,25	1,35	1,75
0,25	0,25	0,25	0,25	0,25	0,25
95	101	96	105	95,2	96
15	10	40	40	40	40
25	25				
7,4	7,4	5,8	6,7	5,5–6,5	5,5–6,5
s. Dianeal	s. Dianeal			1,5/2,5/3,9	1,5/2,5/3,9
		7,5			
			1,1		
s. Dianeal	s. Dianeal	284	365	356, 408, 482	356, 408, 482
1,5/2,0/2,5	2,0	2,0/2,5	2	2,0/2,5	2,0/2,5
2,5/5	2,5/5	2,0/2,5	2,0	2,5/5,0	
DB	DB	EB	EB	DB	DB

17 000–18 000. Sie halten eine Ultrafiltration bis zu 12 Stunden aufrecht und eignen sich daher für eine lange Verweilzeit (nachts bei CAPD, tagsüber bei APD). Die Ultrafiltrationsleistung von z.B. Extraneal® mit einem Anteil von 7,5 % Icodextrin entspricht etwa der Ultrafiltrationsleistung von 3,86 % glukosehaltigen Dialyselösungen, allerdings ohne Glukosebelastung für den Patienten. Glukosepolymere werden nur zu einem sehr geringen Anteil peritoneal resorbiert und in der Zirkulation letztlich zu Maltose abgebaut. Der Serum-Maltosespiegel der mit Polymerlösung behandelten Patienten ist deutlich erhöht, dadurch kommt es bei manchen Blutzuckermessgeräten zu falsch hohen Blutzuckerwerten. Dieser Fehler tritt bei Geräten auf, die nach der Glukose-Deydrogenase-Methode messen, (z.B. Accutrend®). Bei Messgeräten, die mit der Glukoseoxidase-Methode arbeiten, z.B. dem One touch Basic Plus® oder One Touch Ultra® von LifeScan, treten glukosepolymerbedingte Fehlmessungen nicht auf. Im Zweifel empfiehlt sich eine Anfrage beim Hersteller.

Sehr selten ist es in der Vergangenheit unter Einsatz von Polyglukoselösungen zu so genannten *sterilen* Peritonitiden gekommen. In den vor Jahren aufgetretenen Serien war eine Verunreinigung durch bakterielle Kapselbestandteile ursächlich. Dieses Problem wurde zwischenzeitlich vom Hersteller gelöst. Sehr selten sind bei der Verwendung von Polyglukose allergische Reaktionen mit schweren Hautveränderungen beobachtet worden. Meist haben sich diese Hautveränderungen jedoch nach Beendigung der Behandlung rasch zurückgebildet. Die derzeit auf dem Markt befindliche Polymerlösung (Extraneal®) hat einen pH-Wert von 5,8. Vereinzelt wurden Schmerzen auch beim Einlauf dieser nur leicht sauren Lösung beobachtet.

Glukosepolymere erweitern die therapeutischen Möglichkeiten der Peritonealdialyse, sollten jedoch nur unter gezielter Indikation eingesetzt werden. Nur zur Einsparung von Kohlenhydraten sollte Extraneal® nur bedingt eingesetzt werden. Zugelassen ist derzeit nur die Verwendung **eines** Lösungsbeutels pro Tag. In speziellen Situationen (schwer herzinsuffiziente Patienten, die vor allem einer Ultrafiltration und, bei mäßiger Restnierenfunktion, weniger der Entgiftung bedürfen) wäre der Einsatz zweier polyglukosehaltiger Dialyselösungen pro Tag überlegenswert. Derzeit besteht für ein solches Vorgehen jedoch keine arzneimittelrechtliche Zulassung.

4.2.2 Aminosäurelösungen

Aminosäurelösungen werden in einer Konzentration von 1,1 % angeboten (Nutrineal®). Die Ultrafiltrationsleistung entspricht ungefähr der einer Dialyselösung mit 1,36 % Glukose. Der pH-Wert beträgt 6,7 und ist damit nur leicht sauer. Aminosäurelösungen sind glukosefrei und entsprechend frei von Glukoseabbauprodukten (GDPs).

Die Entwicklung dieser aminosäurehaltigen Lösungen schien vernünftig, da Peritonealdialyse-Patienten täglich 5–15 g Proteine und 2–4 g Aminosäuren in das Dialysat verlieren. Darüber hinaus findet sich bei vielen von ihnen eine Proteinmangelernährung. Rein rechnerisch lässt sich der Verlust von Proteinen durch Verwendung eines aminosäurehaltigen Beutels pro Tag ausgleichen.

Beachte!

Während der Verweildauer eines aminosäurehaltigen Beutels sollte möglichst eine kalorienreiche Mahlzeit eingenommen werden, da die zugeführten Aminosäuren sonst vom Körper zur Energiegewinnung, statt zum Proteinaufbau verwendet werden. Um eine übermäßige Harnstoffproduktion zu vermeiden, kann täglich nur ein aminosäurehaltiger Beutel verwendet werden.

Die bisherigen Untersuchungen zum klinischen Nutzen aminosäurehaltiger Dialyselösungen sind allerdings nicht überzeugend. Es scheint nur eine kleine Gruppe von Patienten (meist diejenigen, die einen schweren Eiweißmangel entwickelt haben) von der Behandlung zu profitieren.

4.2.3 Albumin

Albumin wäre als osmotisch wirksame Substanz zwar sehr günstig, ist jedoch in der Herstellung zu teuer.

4.3 Elektrolyte

4.3.1 Kalium

Dialyselösungen enthalten kein Kalium. Kalium hat ein Molekulargewicht von nur 39, ist also ausgezeichnet dialysabel. Viele Patienten unter Peritonealdialyse entwickeln vor allem bei Restausscheidung und Diuretikamedikation eine Hypokaliämie. Sie müssen nur sehr selten eine kaliumarme Ernährung einhalten, was ihnen im Rahmen der Patientenschulung vermittelt werden muss. Meist ist eine Hypokaliämie durch Steigerung der Kaliumzufuhr mit der Nahrung auszugleichen, ansonsten empfiehlt sich die orale Zufuhr von Kalium. In jedem Fall ist eine Ernährungsberatung erforderlich.

4.3.2 Natrium

Dialyselösungen werden mit einer Natriumkonzentration von 131–134 mmol/l angeboten. Die Normwerte für die Konzentration von Natrium im Serum liegen zwischen 135 und 145 mmol/l. Bedingt durch diesen Konzentrationsunterschied ist die Diffusion von Natrium eher gering. Die Natriumsekretion aus dem Blut in die Dialyselösung findet über den Umweg der Ultrafiltration statt: Bedingt durch die Verdünnung der Dialyselösung kommt es zu einem Natriumabfall und über den jetzt entstandenen Diffusionsgradienten zu einer Diffusion von Natrium aus dem Blut in die Dialyselösung.

4.3.3 Calcium

Bei einer Calciumkonzentration von 1,75 mmol/l in der Dialyselösung kommt es meist zu einer Calciumaufnahme in den Organismus durch Diffusion, da die Calciumkonzentration in der Dialyselösung höher liegt als die diffusible Menge von Calcium im Serum. In der Dialyselösung wird der ionisierte Calciumwert angegeben, der vom Albumingehalt im Serum unabhängig ist. In Zusammenhang mit der Gabe von calciumhaltigen Phosphatbindern und Vitamin-D-Präparaten werden heute häufig Dialyselösungen mit niedrigerem Calciumgehalt (z.B. 1,25 oder 1,35 mmol/l) eingesetzt, um einer allzu ausgeprägten positiven Calciumbilanz mit Unterdrückung des Parathormons und möglichen Kalzifikationen des Gefäßsystems entgegenzuwirken. Die Calciumkonzentration in der Dialyselösung wird abhängig von den Calcium- und Phosphatwerten im Blut sowie von der Art der Phosphatbinder festgelegt. Das ionisierte Calcium im Serum sollte zwischen 1,12 und 1,33 mmol/l liegen, das entspricht bei normalem Albumingehalt einem Gesamtserumcalcium von 2,2–2,6 mmol/l. Ist der Serumalbumingehalt erniedrigt (< 40 g/l), empfiehlt sich die Messung des ionisierten Calciums, da das Gesamtserumcalcium als falsch niedrig erscheint. Bei erhöhten Calciumwerten empfehlen sich die Umstellung auf calciumreduzierte Dialyselösungen und der Einsatz calciumfreier Phosphatbinder.

4.3.4 Ausblick

Aufgrund der derzeitigen Ernährungsgewohnheiten mit einem sehr hohen Salzkonsum von durchschnittlich 5–15 g/d und der Beobachtung, dass eine erhöhte Natriumbelastung meist auch zu einer Verschlechterung des Blutdrucks führt, wurden in den vergangenen Jahren Anstrengungen unternommen, durch geeignete Komposition der Dialyselösungen Natrium aus dem Körper zu entfernen. Dies kann durch geschickte Komposition von glukose- und polyglukosehaltigen Lösungen oder auch durch Entwicklung so genannter Niedrig-Natrium-Lösungen geschehen. Derzeit laufen klinische Studien, deren Ergebnisse noch nicht sicher beurteilt werden können.

4.4 Puffersubstanzen und pH-Wert

Alle Patienten mit terminaler Niereninsuffizienz entwickeln eine unterschiedlich ausgeprägte metabolische Azidose. Um diese auszugleichen, müssen dem Dialysepatienten ausreichend Puffersubstanzen zugeführt werden.

4.4.1 Puffersubstanzen

Ein Puffer im Körper ist eine Substanz, die den pH-Wert der extrazellulären Flüssigkeit auf einem bestimmten Wert (physiologisch 7,4) hält. Für die Peritonealdialyse ist ein physiologischer pH-Wert von 7,4 wünschenswert, um zytotoxische Effekte zu minimieren. Der wichtigste Puffer des menschlichen Körpers ist Bicarbonat. Über die Dialyse zugeführtes Natriumlactat wirkt ebenfalls als Puffer, da es in der Leber zu Bicarbonat metabolisiert wird. Bei Einschränkung der Leberfunktion kann sich die Metabolisierung von Lactat verändern und zu mangelhafter Bildung von Bicarbonat führen. Patienten unter Peritonealdialyse werden durch lactat- oder bicarbonathaltige Dialyselösungen in aller Regel ausreichend gepuffert und benötigen keine zusätzliche medikamentöse Kompensation.

4.4.2 pH-Wert von PD-Lösungen

Als Puffersubstanz in PD-Lösungen kommen *Bicarbonat* oder *Lactat* zum Einsatz. Um eine «Karamelisierung» der Dextrose bzw. Glukose bei der Hitzesterilisierung zu verhindern, muss die Lösung bei einem pH-Wert von 3,0–5,5 gehalten werden.

Die herkömmlichen PD-Lösungen (Einkammerbeutelsysteme) wiesen den (unphysiologisch niedrigen) pH-Wert von 5,5 auf, der zusammen mit den hohen Glukosekonzentrationen für die Bioinkompatibilität von PD-Lösungen verantwortlich gemacht wurde. Die Trennung von Dextrose/Glukose und Lactat bzw. Bicarbonat in einem Zweikammerbeutel **(Abb. 4-1)** erlaubt die Sterilisation der Glukose bei sehr niedrigem pH-Wert. Die Mischung mit dem neutralen Puffer erfolgt unmittelbar vor dem Einlauf.

Bicarbonat ist der wichtigste physiologische Puffer im menschlichen Körper mit einer Pufferkapazität im pH-Bereich von 5,5 bis 7,4. Um es als Lösungspuffer einzusetzen, muss die

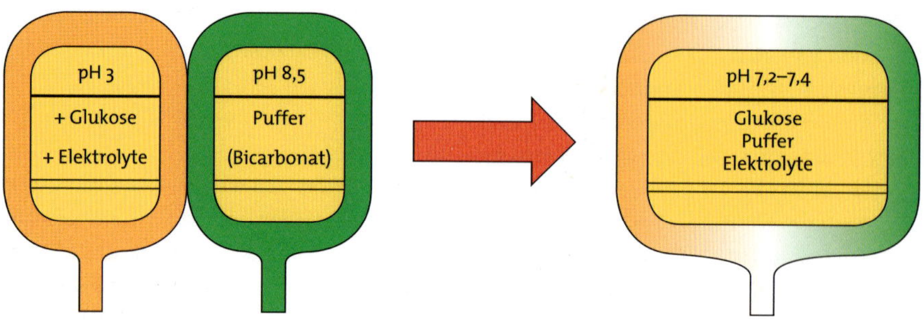

Abbildung 4-1: Prinzip des Zweikammersystems bei biokompatiblen Lösungen

Lösung zusätzlich in einer gasdichten Folie abgefüllt werden, um den Austritt von CO_2 zu verhindern.

Ein Zweikammerbeutel ermöglicht außerdem die Trennung der Salze (Natrium, Calcium, Magnesium etc.) und Glukose von Bicarbonat. Diese Trennung ist notwendig, um die Bildung und Ausfällung von Calcium- und Magnesiumcarbonat zu verhindern. Die beiden Lösungen werden erst kurz vor dem Einlauf gemischt.

Grundsätzlich enthält der Zweikammerbeutel aller neuen PD-Lösungen den Puffer in einem Teil des Beutels und Glukose in dem anderen Teil. Die Elektrolyte befinden sich bei den Firmen Gambro und Fresenius im pufferhaltigen Teil des Beutels, bei der Firma Baxter im glukosehaltigen Teil. Glukose wird generell in einem sauren Milieu gehalten.

Bei den Doppelkammerbeuteln der Firma Fresenius kann der Einlauf nur erfolgen, wenn die Lösung vorher gemischt wurde.

Bei den Doppelkammerbeuteln für die Peritonealdialyse von Baxter und Gambro ist es technisch möglich, nur den pH-neutralen Anteil ohne den sauren Glukoseanteil in die Bauchhöhle zu drainieren. Ein so behandelter Patient wird zwar durch den Einlauf der glukosefreien Lösung nicht gefährdet, jedoch lässt sich unter diesen Bedingungen keine Ultrafiltration erreichen.

4.4.3 pH-Wert und Glukoseabbauprodukte

Ein besonderer Vorteil eines Zweikammerbeutels liegt in der verringerten Bildung von Glukoseabbauprodukten (GDPs), die während der Hitzesterilisation abhängig vom pH-Wert der Lösung und von der Lagerung der Lösungen entstehen. Der glukosehaltige Teil der Dialyselösung sollte in einem pH-Bereich von < 3 sterilisiert werden, um die Entstehung der GDPs zu verringern. Ob der elektrolythaltige Anteil im glukosehaltigen Kompartiment Einfluss auf die GDP-Bildung hat, konnte bisher nicht geklärt werden.

GDPs begünstigen die Bildung von Endprodukten fortgeschrittener Glycosylierung (AGEs). Diese Abbauprodukte sind das Ergebnis einer nichtenzymatischen Glycosylierung von Proteinen, einer irreversiblen Bindung an langlebige Proteine, z. B. im Kollagen der Gefäße. Sie vernetzen sich mit anderen Strukturproteinen, wie z. B. Lipoproteinen, Immunglobulinen oder Albumin, und werden für längerfristige Veränderungen der Peritonealmembran verantwortlich gemacht.

Alle Hersteller von PD-Lösungen bieten inzwischen Lösungen im Zweikammerbeutelsystem mit pH-Werten zwischen 6 und 7,4 an. Diese Lösungen enthalten als Puffer entweder Lactat, Bicarbonat oder eine Mischung beider Substanzen.

Nach gegenwärtigem Kenntnisstand ist die Verwendung saurer, GDP-belasteter Lösungen sowohl für das Peritoneum als auch für den Gesamtorganismus nachteilig, daher setzt sich, zumindest in Deutschland, zunehmend der Einsatz pH-neutraler Zweikammersysteme durch. Gelegentlich klagen Patienten unter Verwendung saurer Lösungen über einen so genannten Einlaufschmerz. Hier führt der Wechsel auf eine pH-neutrale Lösung meist rasch zu Abhilfe.

4.5 Bilanzierung von Dialyselösungen

Das tatsächliche Volumen der Dialyselösungen unterscheidet sich von der angegebenen Menge um ca. 150–200 ml, und zwar wegen der für die Spülung des Systems benötigten Menge an Flüssigkeit. Für eine exakte Bilanzierung empfiehlt es sich, vor und nach dem Beutelwechsel das komplette Beutelsystem (Ein- und Auslaufbeutel und Schlauchsystem) zu wiegen. Die Differenz ergibt die Bilanz. Die Flüssigkeitsmenge für den Flush wird individuell vom Patienten geregelt. Eine korrekte Bilanzierung ist daher nur durch sorgfältiges Erfassen des Gewichts vor und nach dem Beutelwechsel möglich. Aufwändiger wird die Bilanzierung bei Verordnung von 1,5 l Dialyselösung, da nur die Firma Baxter Lösungen in einem Volumen von 1,5 l anbietet (s. Tab. 4-1). Bei Verwendung von 2 l Dialyselösung und einer Verordnung von 1,5 l Volumen pro Beutelwechsel müssen die restlichen 500 ml in der Bilanzierung berücksichtigt werden.

4.6 Zusätze in Dialyselösungen

Alle gängigen Dialysesysteme verfügen über eine Zuspritzstelle, über die unter sterilen Bedingungen Medikamente in die Dialyselösung gespritzt werden können.

Bei der Behandlung einer Peritonitis werden die angeordneten Antibiotika üblicherweise der Dialyselösung beigefügt. Die Beimpfung der Dialyselösung mit Antibiotika sollte möglichst unmittelbar vor der Anwendung erfolgen, auch wenn die Stabilität der meisten Antibiotika eine Wirksamkeit für mehrere Tage nach der Beimengung gewährleistet. Bei Verwendung von Doppelkammerbeuteln erfolgt die Beimpfung in die Kammer mit der pH-sauren Lösung. Die Mischung der beiden Beutelhälften geschieht unmittelbar vor der Anwendung. Da die internationalen Empfehlungen zur Therapie der Peritonitis eine einmalige Antibiotikagabe pro Tag erlauben, lässt sich dies auch bei der ambulanten Behandlung der Peritonitis leicht umsetzen.

Insulin wird heute in der Regel nicht mehr über die Dialyselösung verabreicht. Sollte dies doch erforderlich sein, muss die Dosis angepasst werden, da ein Teil des Wirkstoffs vom Beutelmaterial absorbiert wird.

> **Beachte!**
>
> Generell ist beim Beimpfen der Beutel sehr sorgfältig auf Sterilität zu achten.

5 Peritonealkatheter

5.1 Einführung

Zur Durchführung der Peritonealdialyse benötigt man einen zeitweiligen oder dauerhaften Zugang zur Bauchhöhle. Heute wird zur Herstellung von PD-Kathetern fast ausschließlich Silikon verwendet.

Ein PD-Katheter sollte:

- einen freien Ein- und Auslauf garantieren
- nicht zu Dislokationen neigen
- aus einem biokompatiblen Material bestehen
- keine Alterungserscheinungen des Materials aufweisen
- einfach zu implantieren und
- preisgünstig sein.

In den vergangenen 20 Jahren wurden die verschiedensten Plastikmaterialien erprobt. Letztlich hat sich Silikon als am besten geeigneter Werkstoff erwiesen. Die daraus gefertigten PD-Katheter sind weich und flexibel, was mechanische Reizungen am Katheteraustritt verringert. Silikon ist weitgehend «reaktionslos», das heißt, das Material an sich tritt weder mit Gewebe des Körpers in Wechselwirkung noch verursacht es eine Fremdkörperreaktion. Dennoch kann es nach Implantation des Katheters entlang seines Verlaufs zu einer Entzündungsreaktion im Haut- und Bindgewebsbereich kommen.

Zur Fixierung des Katheters im Unterhautgewebe bzw. in der Muskulatur des Patienten dienen so genannte Muffen oder Cuffs. Diese meist aus Dacron gefertigten, filzartigen Ringe sitzen dem Katheter auf. Es gibt Katheter mit einer oder zwei Muffen.

Der typische Doppel-Cuff-Katheter zur Peritonealdialyse besteht aus drei Abschnitten:

1. dem intraperitonealen oder intraabdominellen Teil
2. dem intramuralen und
3. dem externen Teil.

Der innere Cuff liegt unmittelbar der Faszie bzw. dem Peritoneum auf, ohne jedoch nach intraperitoneal zu reichen. Der äußere Cuff liegt entweder im subkutanen Fettgewebe des Patienten (optimal mind. 2 cm proximal des Exits) oder aber, was von vielen Chirurgen favorisiert wird, noch innerhalb der Faszie des M. rectus abdominis.

Entsprechend unterscheiden wir zwischen:

- Exit-Infektion (vom äußeren Exit bis zum äußeren Cuff) und
- Tunnelinfektion (zwischen äußerem und innerem Cuff).

Der intraperitoneale Anteil des PD-Katheters ist entweder gerade, am Ende gerollt oder mit flachen Silikonscheiben versehen. Die Abbildung **5-1** zeigt schematisch den Verlauf des Katheters mit Exit, Tunnel, innerem Cuff und dem intraabdominellen Katheteranteil (Abb. 5-1).

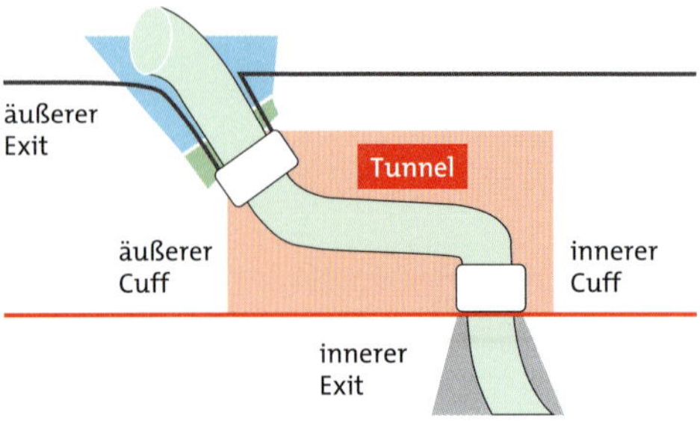

Abbildung 5-1: Schematische Darstellung eines PD-Katheters im Verlauf durch die Bauchdecke

Manche Katheter haben eine oder zwei Silikonscheiben am Ende des inneren Katheterteils. Diese Scheiben sollen gewissermaßen «Distanz» zu ebenfalls im Bauchraum befindlichen Darmschlingen herstellen und so verhindern, dass Darmschlingen die Ein- bzw. Auslassöffnungen bedecken und dadurch den Ein- und Auslauf behindern. Ein aufgerolltes Ende mit vielen Perforationen erhöht den Flüssigkeitsein- bzw. -auslass am Katheterende. Direkt neben der inneren Muffe ist bei einigen Kathetern in der Peritonealhöhle zusätzlich eine Silikonkugel angebracht, die stabilisierend wirken soll. Bei der Implantation dieses Katheters wird das Peritoneum bzw. die Faszie mit einer Tabaksbeutelnaht zwischen Silikonkugel und Dacronscheibe befestigt.

Die heute gebräuchlichsten Katheter sind (**Abb. 5-2**):

- Tenckhoff-Katheter
- Oreopoulos-Zellermann-Katheter
- Swan-Neck-Katheter (Schwanenhalskatheter).

5.2 Implantation des Katheters

Neben der Auswahl des richtigen Katheters ist die Methode der Implantation für die langfristige Funktionstüchtigkeit des Katheters von Bedeutung. Eine sehr sorgfältige chirurgische Implantationstechnik und eine sehr gute postoperative Pflege der Katheteraustrittsstelle sind wesentlich für den Erfolg einer Peritonealdialyse.

Um Komplikationen bei der Implantation, wie Leckagen, Blutungen, Fehlplatzierungen oder gar Perforationen an Blase, Darm oder Thorax, möglichst zu minimieren, muss der Katheter sehr sorgfältig ausgewählt und durch einen erfahrenen Chirurgen implantiert werden. Dies sichert auch langfristig die Funktionstüchtigkeit des Katheters und minimiert evtl. später auftretende Komplikationen wie Exit- und Tunnelinfektionen.

5.2.1 Vorbereitung

Entsprechend der Maßgabe des Anästhesisten und Operateurs müssen in Abstimmung mit dem behandelnden Nephrologen und evtl. Kardiologen blutverdünnende Medikamente reduziert oder gar vollständig abgesetzt werden. Der behandelnde Nephrologe stellt, evtl. in Abstimmung mit dem Operateur, sicher, dass keine sanierungsbedürftigen Hernien bestehen. Sollte sich dennoch z. B. eine Nabel- oder Leistenhernie finden, ist es ratsam, sie in einer Sitzung zusammen mit der Implantation des PD-Katheters zu korrigieren. Bei Patienten, die mehrere operative Eingriffe am Abdomen hinter sich haben, muss u. U. im Rahmen der Implantation des PD-Katheters nach Verwachsungen gesucht und diese müssen, wenn möglich, gelöst werden, um die Katheterfunktion und/oder den Dialysataustausch nicht zu beeinträchtigen.

Leider gibt es für das Vorgehen im Zeitraum zwischen Implantation des PD-Katheters und Beginn der Peritonealdialyse keine wissenschaftlich fundierten Pflegerichtlinien, sondern nur Empfehlungen. Im Rahmen eines Forschungsprojekts der EDTNA/ERCA wurde 2003 in 20 Ländern und 54 PD-Zentren der Zusammenhang zwischen den unterschiedlichen Nachsorgemaßnahmen von PD-Kathetern in Europa und dem Einfluss dieser unter-

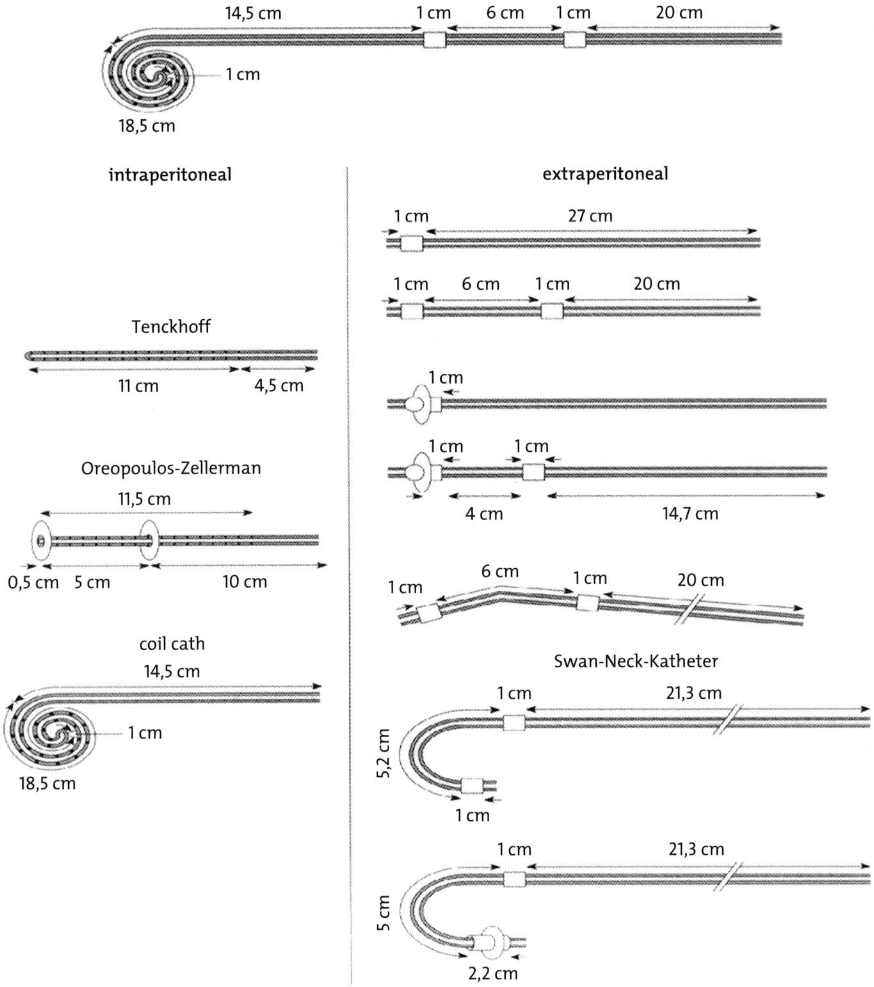

Abbildung 5-2: Auswahl verschiedener Kathetermodelle

schiedlichen Maßnahmen auf Infektionen, Leckagen und Fehlfunktionen ermittelt. Das Ergebnis zeigt einen deutlichen Zusammenhang, und zwar...

- *... zwischen der Infektion (Peritonitis) und dem Design des Katheters:* Der Katheter mit zwei Muffen führt zu weniger infektiösen Peritonitiden als der Katheter mit einer Muffe.
- *... zwischen Fehlfunktion und dem Management einer eventuellen Obstipation sowie der Bettruhe nach der Implantation:* Patienten, die mit Hilfe von Laxanzien ausreichend abführten und postoperativ Bettruhe hatten, entwickelten weniger Fehlfunktionen.
- *... zwischen Lecks und Body-Mass-Index:* Sehr dünne und sehr übergewichtige Patienten haben eher Leckagen als normalgewichtige Patienten.

5.2.2 Praktisches Vorgehen

Die folgenden Empfehlungen beruhen auf den Erfahrungen und Einschätzungen der Autoren. Andere, standardisierte Vorgehensweisen können natürlich ebenfalls erfolgreich sein.

5.2.2.1 Am Tag vor der Operation

Am Tag vor der PD-Katheter-Implantation geschieht Folgendes:

- Der Patient wird informiert und aufgeklärt.
- Ein Nasenabstrich zum Nachweis einer Besiedelung durch *Staphylococcus aureus* wird durchgeführt.
- Die vorgesehene Katheteraustrittsstelle wird in Abstimmung mit dem Patienten und evtl. dem Chirurgen markiert. Dies sollte möglichst im Stehen geschehen.
- Die Gürtellinie wird eingezeichnet.
- Falls erforderlich, erhält der Patient ein Abführmittel.
- In Absprache mit dem Anästhesisten werden ein Röntgenbild des Thorax, ein EKG und ggf. eine Ultraschalluntersuchung des Bauchraums angefertigt.
- Aktuelle Serumwerte einschließlich der Gerinnung werden bestimmt.
- PD-Katheter und Katheteradapter werden bereitgestellt.

Beim Einzeichnen der Gürtellinie sollte der Patient seine normale Kleidung tragen. Es muss darauf geachtet werden, dass die geplante Katheteraustrittsstelle beim Sitzen nicht in der Bauchfalte liegt und vom Patienten gut eingesehen werden kann (Abb. 5-3). Vor dem operativen Eingriff sollte der Patient Blase und Darm entleeren, wobei die großzügige Verwendung von Laxanzien empfohlen wird. Stuhlgefüllte Darmschlingen beeinträchtigen die Katheterfunktion durch Kompression des intraperitonealen Kathetersegments. Bei sehr starker Bauchbehaarung wird der Bauch des Patienten im Bereich der vorgesehenen Implantationsstelle unmittelbar vor der Operation rasiert.

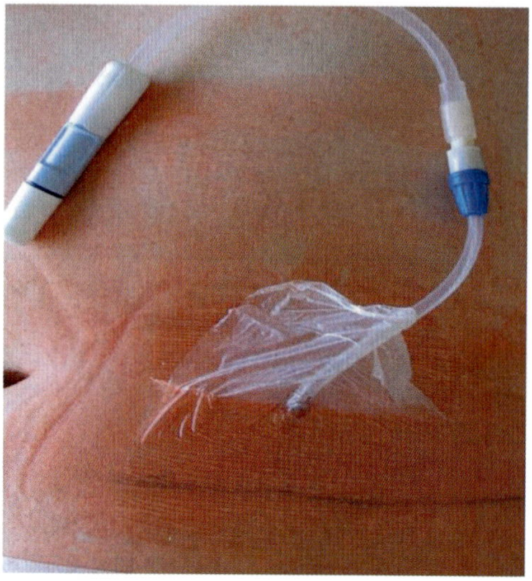

Abbildung 5-3: Katheteraustrittsstelle kurz nach der Implantation mit Darstellung der Gürtellinie

Zur Vorbereitung des Patienten gehört auch die Beratung über die postoperative Schonung des Bauches. Dazu gehören:

- Techniken zur Vermeidung der Bauchdeckenanspannung, um eine Ruptur der Naht zu vermeiden. Der Bettgalgen wird entfernt. Eine elastische Corsage postoperativ schützt die Operationsstelle und stützt die Bauchdecke.
- Verhalten bei Problemen mit dem Stuhlgang bzw. Obstipation.

5.2.2.2 Am Operationstag

Bei der Katheterimplantation sollten folgende Punkte beachtet werden:

- Der Katheter sollte entweder rechts oder links der Linea alba implantiert werden, die Linea alba sollte nicht gekreuzt werden.
- Die Katheterspitze sollte im kleinen Becken liegen (evtl. Röntgenkontrolle).
- Die innere Muffe sollte unmittelbar dem Peritoneum aufsitzen, die äußere Muffe mindestens 2 cm proximal der Austrittstelle platziert werden.

- Der Katheter darf nicht unter Spannung stehen, da dies zu Dislokationen führt.
- Der Katheter sollte flach und nach laterokaudal gerichtet durch die Haut ausgeleitet werden.
- Die Katheteraustrittsstelle bzw. der Exit sollte für den Patienten gut sichtbar sein, damit er sie kontrollieren kann.
- Antibiotikaprophylaxe (internationalen Empfehlungen zufolge am besten mit Vancomycin).

Für sehr kleine, zierliche Patienten sollte ein Katheter mit einem kürzeren intraperitonealen Segment bereitgestellt werden. Sehr große Patienten benötigen entsprechend einen Katheter mit einem längeren extraperitonealen Segment.

Eine schonende, nur gering traumatisierende Implantationstechnik ist entscheidend für das komplikationslose Einheilen des Katheters. Zwar werden durch jede Operation Schäden am Gewebe erzeugt, sie sollten jedoch möglichst gering bleiben.

Werden aufgrund abdomineller Voroperationen peritoneale Verwachsungen befürchtet, so kann in Abstimmung mit dem Operateur eine laparoskopische Adhäsiolyse (Beseitigung von Verwachsungen) durchgeführt werden. Aufgrund der optischen Kontrolle können die Lage des Katheters bewertet und Katheterfehlanlagen vermieden werden.

Entscheidend für den Erfolg der Katheterimplantation sind – unabhängig von der Implantationstechnik – die Qualifikation und Erfahrung des operierenden Arztes sowie seine Bereitschaft, die Besonderheiten einer solchen Katheteranlage zu berücksichtigen. Es ist ratsam, sich auf nur einen Kathetertyp zu beschränken, diesen allerdings in unterschiedlichen Längen vorzuhalten.

Beim Platzieren der Katheterspitze ist der tiefst gelegene Punkt des Abdomens anzustreben. Bei Männern ist dies der Raum zwischen Harnblase und Rektum, bei Frauen der Raum zwischen Uterus und Rektum (Douglas-Raum). Zur Optimierung des Vorgehens kann es durchaus sinnvoll sein, dem Operateur alle in der Folge auftretenden Komplikationen an der Katheteraustrittsstelle bzw. dem Flow des Katheters zurückzumelden.

5.2.3 Intraoperative Kontrolle des Katheters

Noch im Operationssaal wird der Katheter gespült und auf Funktionsfähigkeit überprüft. Bei Fehlfunktion kann so noch vor dem Verschließen der Bauchdecke die Katheterlage korrigiert werden. Der aufgerollte Teil des Katheters sollte bis zur Beckenschaufel herunterziehen und nach lateral zeigen. Bei korrekter Lage und Implantation auf der linken Seite ist der Röntgenstreifen des Katheters auf der vom Körper abgewandten Seite zu sehen (Abb. 5-4).

5.2.4 Postoperative Pflege des Katheters

Unmittelbar nach der Katheterimplantation wird der Katheter bzw. der Bauchraum mit einer geringen Menge niedrigprozentiger Dialyselösung gespült. Mit dieser Maßnahme sollen evtl. vorhandene Blutungen rasch erkannt werden. Bei blutigem Dialysat wird die Bauchhöhle regelmäßig 1- bis 2-mal täglich gespült, um Verstopfungen des Katheters zu vermeiden. Meist handelt es sich um operationsbedingte Blutreste und nur in seltenen Fällen um frische Blutungen. In einigen Zentren wird favorisiert,

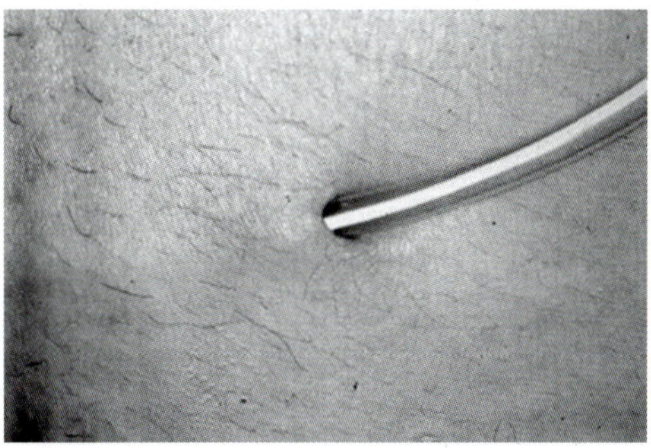

Abbildung 5-4: Perfekter Exit mit sichtbarer Darstellung des röntgendichten (weißen) Streifens

postoperativ eine kleine Menge (500–1000 ml) Polyglukoselösung im Bauchraum zu belassen, um Verwachsungen entgegenzuwirken.

5.2.5 PD-Pflegekraft und Nephrologe im Operationssaal

Wünschenswert, wenn auch nicht immer möglich ist, dass entweder die PD-Pflegekraft oder der behandelnde Nephrologe der Operation beiwohnt. In direktem Kontakt mit dem Operateur können wichtige Informationen über den Zustand des Peritoneums, über evtl. vorhandene Verwachsungen und intraoperative Zwischenfälle, Blutungen, Einrisse der Peritonealnaht etc. vermittelt werden. All diese Informationen sollten möglichst in der Patientenakte und im PD-Protokoll dokumentiert werden. Häufig lässt sich so eine später eintretende Komplikation (z. B. Ein- oder Auslaufstörungen) besser erklären bzw. einordnen.

5.2.6 Postoperative Pflege der Katheteraustrittsstelle

Noch im Operationssaal wird die Katheteraustrittsstelle bzw. der Exit mit einer sterilen Kompresse abgedeckt und mit einem Klebeverband fixiert. Sollte es zu keinem Durchbluten des Verbandes kommen, wird empfohlen, ihn erst 2 Tage postoperativ zu erneuern. Verbandwechsel in der postoperativen Phase sollten mit sterilen Handschuhen sowie mit Mund-/Nasenschutz und unter strengen hygienischen Bedingungen von einer erfahrenen Fachkraft durchgeführt werden. Das Katheterende ist so am Bauch zu befestigen, dass möglichst weder Zug noch Druck auf den Katheter einwirken können. Alternativ kann der PD-Katheter noch im Operationssaal mit einer hochpermeablen, wasserdampfdurchlässigen Folie (500 ml/m^2/24 h) abgedeckt werden. Dieser sterile Verband sollte bei problemloser Einheilung 5–7 Tage lang nicht erneuert werden. So lässt sich die Katheteraustrittsstelle ohne Verbandwechsel kontrollieren.

5.3 Einleitung der Peritonealdialyse

Mit der Peritonealdialyse wird abhängig vom Schweregrad der Niereninsuffizienz und von den Elektrolytveränderungen bzw. der Höhe der Retentionsparameter begonnen. Dies geschieht am besten erst einige Tage postoperativ, um das Risiko von Früh-Leckagen zu senken und die Katheteraustrittsstelle bzw. den Exit möglichst wenig zu belasten. Begonnen wird mit einem kleinen Füllvolumen und häufigeren Beutelwechseln (z. B. 5- bis 6-mal täglich 1 l). Wurde intraoperativ eine Adhäsiolyse durchgeführt, empfiehlt es sich, täglich die Bauchhöhle zu spülen, z. B. mit 500 ml Dialyselösung mit niedriger Glukosekonzentration bzw. mit Polyglukose.

Zu Beginn der Dialyse haben viele Patienten noch eine ausreichende Restausscheidung und benötigen daher keine höherprozentigen Dialyselösungen.

5.4 Haut und Wundheilung

Nach der Implantation des Katheters kommt es in der frühen Heilungsphase zu einem Entzündungsprozess mit leichter Rötung des Exits und einem geringen Austritt blutiger oder seröser Flüssigkeit. In dieser Phase sind eine Schorf- und Krustenbildung sowie das Austreten blutigen und serösen Exsudats an der Katheteraustrittsstelle normal. Um den Heilungsprozess am Katheter-Exit nicht zu stören, ist ein möglichst steriles Vorgehen entscheidend, um ihn nicht durch eine bakterielle Infektion zu verzögern. Daher wird der Verbandwechsel unter sterilen Bedingungen durchgeführt. Die Heilung des Sinusbereichs beginnt unmittelbar nach der Implantation. Zu Beginn bildet sich Granulationsgewebe: zell- und gefäßreiches, tiefrot gefärbtes, feucht glänzendes und leicht verletzliches, faserarmes Bindegewebe. Seine physiologische Funktion ist der Schutz oberflächlicher Wunden vor dem Eindringen pathogener Mikroorganismen.

Auf diesem Gewebe können sich neue Epidermalzellen ansiedeln. Dieses Epithelgewebe wandert dann auf den äußeren Cuff zu und bildet so einen Sinus zwischen der Hautoberfläche und den ersten Millimetern des Katheterverlaufs.

Gelegentlich empfindet der Patient ein geringes Spannungsgefühl im Bereich des Exits bzw. Tunnels.

Im Regelfall ist die Einheilung nach 8–12 Wochen abgeschlossen.

5.5 Pflege der Katheteraustrittsstelle

Eine gut eingeheilte Katheteraustrittsstelle ist epithelialisiert und benötigt keinen Verband. Notwendig ist jedoch eine Fixierung der Katheterverlängerung mit dem Ziel, Druck und Zug auf den Katheter zu verhindern.

Reinigungsmittel sollen vom Patienten einfach und sicher eingesetzt werden können, keine Hautreizungen verursachen, keimfrei, toxikologisch unbedenklich und preiswert sein.

Zur Pflege der Katheteraustrittsstelle bzw. des Exits können verschiedene Mittel eingesetzt werden:

- *Polyhexanide (z. B. Sanalind®):* Dieses Reinigungsmittel ist in Plastikampullen zu 10 ml abgepackt, hat eine gute Hautverträglichkeit und ist toxikologisch unbedenklich. Es ist antiseptisch wirksam und gut verträglich.
- *Physiologische Kochsalzlösung:* NaCl 0,9 % ist in sterilen Plastikampullen zu 10 ml abgepackt, verursacht keine Hautreizungen und ist sehr preiswert. Es hat keine desinfizierende Wirkung.
- *Polyvidonjod (z. B. Braunol®):* Es trocknet die Haut stark aus und hat gewebs- und zellschädigende Eigenschaften. Vor allem beeinträchtigt die Farbveränderung der Haut die Bewertung des Exits.
- *Ringerlactatlösung:* Sie fördert aufgrund der Zusammensetzung (Kalium, 5,4 mmol/l) die Gewebsgranulation, ist allerdings nur in größeren Gebinden erhältlich.

Ganz entscheidend ist die Schulung des Patienten im Verbandwechsel und im Beurteilen des Exits. Bei Bedarf sind auch die Angehörigen zu schulen (s. Kasten).

Wichtig!

Die hygienische Händedesinfektion ist zentraler Bestandteil des Trainings, sowohl beim Verbandwechsel als auch beim Wechsel der Dialyselösungen. Die Fingernägel sollten kurz geschnitten sein und mit den Fingerkuppen abschließen. Die Oberflächen der Fingernägel sollten weder rissig noch lackiert sein.

Die Hände müssen während der vorgeschriebenen Einwirkungszeit durch das Händedesinfektionsmittel feucht gehalten werden. Schmuck an den Unterarmen und Händen sollte während des Verbandwechsels abgelegt werden. Künstliche Fingernägel beherbergen häufig Keime und Pilze und sollten daher ebenfalls vermieden werden.

Bei jeder Kontrolle im Zentrum (mind. alle 6 Wochen) wird der Exit durch einen erfahrenen Arzt oder eine erfahrene Pflegeperson beurteilt. Viele Patienten entwickeln unter der ständigen Verwendung von Klebepflastern zur Fixierung des Katheters Hautreizungen. Zur Fixierung bieten sich als Alternative elastische Netzverbände bzw. Bauchbinden an.

Nach der Einheilungsphase kann der Patient, sofern sich keine Reizung am Exit zeigt, täglich duschen und so die Katheteraustrittsstelle rein halten. Ferner ist Folgendes wichtig:

- Beim *Duschen* sollten der Katheter und die Katheterverlängerung fixiert und kein Zug auf den Exit ausgeübt werden. Zur Reinigung sollte pH-neutrale Flüssigseife verwendet werden. Alternativ verbleibt der Verband während des Duschens und wird anschließend gewechselt.

- Das *Baden* in der Badewanne wird aufgrund der hohen Keimbelastung im Badewasser nicht empfohlen. In Ausnahmefällen können die Austrittstelle und das Schlauchsystem mit einer wasserdichten Folie komplett abgedeckt werden. Bei Patienten mit starker Körperbehaarung muss vorab die Dichtigkeit der Folie getestet werden.
- Das *Schwimmen* im Meer oder in kalten Gewässern stellt bei einer reizlosen Katheteraustrittsstelle auch ohne Verband, jedoch mit Zugentlastung, kein erhöhtes Risiko dar.

6 PD-Systeme und Konnektoren

6.1 Aufbau und Funktion

Die derzeit auf dem Markt befindlichen PD-Systeme sind fast alle nach dem gleichen Prinzip aufgebaut: Der PD-Katheter ist mit einer Katheterverlängerung verbunden (Kathetersystem), an die das Y-förmige Schlauchsystem angeschlossen wird. Diese Verlängerungen sind sinnvoll, weil der extrakorporale Anteil des eigentlichen Katheters zu kurz ist, um eine sichere, einigermaßen körperferne Konnektion zwischen Schlauchsystem und Katheter zu bewerkstelligen. Darüber hinaus kann ein kontaminiertes Verlängerungsstück nach versehentlicher Verunreinigung des Katheteradapters problemlos ausgewechselt werden.

Das Y-förmige Schlauchsystem besteht aus dem Dialysebeutel und dem Leerbeutel mit je einem Schlauchsegment und einem gemeinsamen Y-Teil (**Abb. 6-1**). Zum Beutelwechsel wird dieses Y-Teil mit dem integrierten Konnektor auf die Katheterverlängerung geschraubt. Zuerst erfolgt nun der Dialysatauslauf. Eventuelle Keime an der Konnektionsstelle werden dabei in den Leerbeutel gespült. Danach wird ein Flush durchgeführt, das heißt, ca. 3 Sekunden lang fließt frische Dialyselösung durch das Schlauchsystem in den jetzt bereits gefüllten Leerbeutel. Der Zugang zur Bauchhöhle ist während dieser Spülzeit verschlossen. Erst nach diesen beiden Spülvorgängen erfolgt der Einlauf (**Abb. 6-2**).

Die Fließrichtung der Dialyselösung (Auslauf, Spülung, Einlauf) wird, je nach System,

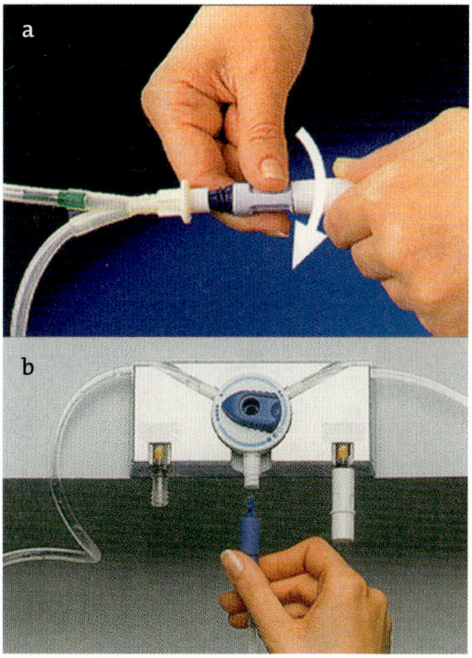

Abbildung 6-1: Verschiedene Konnektionssysteme. a) IDS; b) Stay Safe®

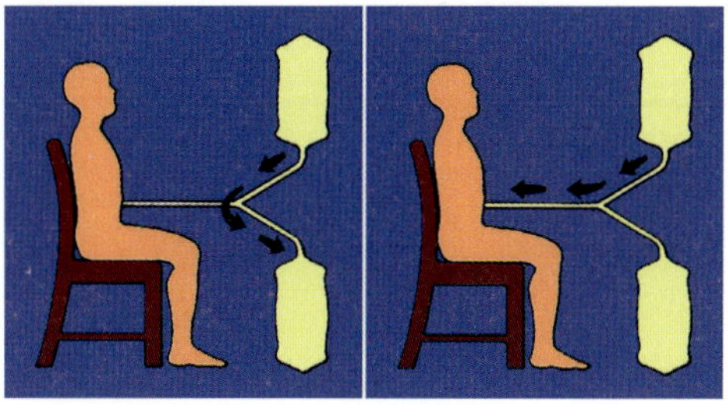

Abbildung 6-2: Prinzip des «Flush before Fill» mittels Y-System

durch Klemmen oder Drehscheiben geregelt. Leider sind die verschiedenen Systeme nicht oder nur bedingt kompatibel. Nach dem Einlauf wird das Schlauchsystem entfernt und die Katheterverlängerung steril verschlossen. Der Verschluss erfolgt entweder automatisch durch einen in das Y-System integrierten Verschluss oder das Y-System wird von der Katheterverlängerung abgeschraubt und die Verlängerung mit einer Verschlusskappe gesichert.

Alle Beutelsysteme haben am Einlaufbeutel eine Zuspritzstelle, über die bei Bedarf Medikamente zugespritzt werden können.

Die Dialysebeutel werden in einer Schutzhülle geliefert. Das Plastikmaterial des Beutels selbst muss zumindest an einer vorgegebenen Stelle glasklar sein, um Trübungen des Dialysatauslaufs erkennen zu können.

Als Konnektionshilfen zur Dekontamination des Konnektors wird zurzeit noch eine so genannte Wechselhilfe mit einer UV-Kammer («UV-Flash») angeboten. Diese Wechselhilfe wurde besonders für Patienten mit Sehstörungen oder Handling-Problemen (z. B. nach einem Schlaganfall oder Amputation einzelner Finger) entwickelt. Eine Überlegenheit dieser Wechselhilfen gegenüber den Standardsystemen bei nichtbehinderten Patienten konnte bislang nicht belegt werden. Dieses System wird in Zukunft für Deutschland nicht mehr produziert werden.

6.2 Wechsel der Katheterverlängerung

Laut Anweisungen der Hersteller wird die Katheterverlängerung in der Regel 2-mal jährlich, das UV-Flash-System aufgrund der stärkeren Beanspruchung des Systems durch die UV-Bestrahlung 4-mal jährlich gewechselt. Nach einem Wechsel der Katheterverlängerung erfolgt ein Beutelwechsel. Begonnen wird grundsätzlich mit einem Auslauf. Eine Anleitung zum Wechsel der Katheterverlängerung findet sich in Anhang 1.

7 Indikationen und Kontraindikationen

7.1 Einführung

In Deutschland wurden in den Jahren 2009 bis 2011 nur etwas mehr als 4% aller gesetzlich versicherten dialysepflichtigen Patienten mit der Peritonealdialyse behandelt.

Eine Reihe von Untersuchungen weist darauf hin, dass Peritonealdialyse und Hämodialyse weitgehend gleichwertige Behandlungsverfahren der terminalen Niereninsuffizienz sind. Ein Grund für die spärliche Verbreitung der Peritonealdialyse mag die Zurückhaltung vieler Ärzte infolge der anfänglich hohen Komplikationsraten (vor allem Peritonitiden) sein. Leider haben auch viele in Ausbildung befindliche Nephrologen nur in geringem Umfang die Möglichkeit, die Peritonealdialyse im Routineverlauf kennenzulernen. Andere wiederum sehen sich während ihrer Ausbildung nur den Komplikationen (schweren Peritonitiden) im stationären Bereich gegenüber.

Entsprechend den Regelungen des Sozialgesetzbuchs muss jeder niereninsuffiziente Patient vom Arzt über alle Verfahren der Nierenersatztherapie ausführlich beraten werden. Diese Beratung sollte vorurteilsfrei und ausgewogen erfolgen und dokumentiert werden. Bewährt hat sich darüber hinaus, allen zur Dialyse anstehenden Patienten die Möglichkeit zu geben, mit Patienten, welche die Hämodialyse und die Peritonealdialyse bereits durchführen, ein persönliches Gespräch zu führen. Eine erfahrene Pflegekraft sollte schon zu einem frühen Zeitpunkt der Niereninsuffizienz in die Betreuung eingebunden werden. Fachpflegekräfte haben aufgrund ihrer Weiterbildung sowohl das Kontextwissen über das gesamte Gebiet der Nephrologie als auch eine Ausbildung im Bereich Lehren und Lernen. Sie stellen ein Bindeglied zum Patienten und seiner Familie dar und schulen und beraten ihn nach seinen Bedürfnissen.

Als sehr günstig haben sich auch präterminale Schulungskonzepte erwiesen, wie sie teilweise in einzelnen Regionen Deutschlands («Fit für Dialyse», www.fit-fuer-dialyse.de), besonders aber in den USA («People Like Us», The National Kidney Foundation´s Patient Empowerment Program, www.kidney.org) angeboten werden. Solche Seminare erleichtern den späteren Dialysepatienten nicht nur die Wahl des Dialyseverfahrens, sondern auch die weitere Krankheitsbewältigung.

7.2 Auswahl des Verfahrens

Die Peritonealdialyse (PD) ist ein Heimdialyseverfahren, bei dem stärker als bei der Hämodialyse die Motivation und Mitarbeit des Patienten im Zentrum stehen müssen. Die Technik der Beutelwechsel ist einfach zu erlernen, ebenso die anderen praktischen Tätigkeiten, die mit der PD verbunden sind. Die theoretischen Kenntnisse werden dem Patienten entsprechend seinen individuellen Fähigkeiten und Bedürfnissen vermittelt. Ist der Patient selbst nicht in der Lage, die Beutelwechsel vorzunehmen, kann dies auch durch Angehörige und/

oder speziell geschulte Pflegekräfte erfolgen. Bei dialysepflichtigen Kindern ist die PD das am häufigsten angewandte Dialyseverfahren.

Die wichtigste Voraussetzung einer erfolgreichen Peritonealdialyse ist die Akzeptanz dieser Dialyseform. Sie resultiert zum einen aus dem Bestreben der Patienten, die Behandlung ihrer Krankheit «in die eigenen Hände zu nehmen», zum anderen aus der ständigen aufmunternden Unterstützung durch Schwestern, Pfleger und Ärzte.

Die PD bietet den Vorteil einer flexibleren Tagesgestaltung, weniger Ernährungseinschränkungen und einer größeren Reisefreiheit. Patienten im erwerbsfähigen Alter können meist ihre Berufstätigkeit erhalten.

Die Wahl des jeweiligen Dialyseverfahrens sollte weder vom behandelnden Arzt noch von dem betroffenen Patienten dogmatisch gehandhabt werden. Erweist sich ein Behandlungsverfahren für den Betroffenen als ungünstig oder komplikationsträchtig, sollte offen über einen Wechsel, z.B. von der Peritonealdialyse zur Hämodialyse oder umgekehrt, gesprochen werden.

7.3 Vorteile der Peritonealdialyse

Wenn auch nicht unwidersprochen, so gibt es doch eine Reihe von Untersuchungen, die belegen, dass Patienten unter Peritonealdialyse länger von einer Restnierenfunktion profitieren als unter Hämodialyse. Dies führt unmittelbar zu einer höheren Lebensqualität, da die Trinkmengenrestriktion entsprechend geringer ausfällt. Insbesondere herzkranken Patienten bleiben die Anlage einer Dialysefistel und damit eine zusätzliche kardiovaskuläre Belastung erspart, wenn sie sich für die Peritonealdialyse entscheiden.

Was als absolute Kontraindikation zur Einleitung bzw. Durchführung einer Peritonealdialyse gilt, ist umstritten. Aus unserer Sicht gelten folgende Umstände als Kontraindikation für die Einleitung:

- *ausgedehnte intraabdominale Verwachsungen infolge größerer Bauchoperationen:* Hier besteht Gefahr peritonealer Adhäsionen und einer Reduktion der peritonealen Oberfläche.
- *chronisch-entzündliche Darmerkrankungen:* z.B. Enteritis regionalis Crohn, Colitis ulcerosa oder Divertikulitis, aufgrund der Gefahr gehäufter infektiöser Komplikationen.
- *schwere geistige oder körperliche Behinderung bzw. Erkrankung,* sofern kein Helfer zur Verfügung steht.
- *nicht sanierbare Hernien,* einschließlich einer ausgeprägten pleuroperitonealen Fistel, die meist erst nach Beginn der Peritonealdialyse zu erkennen ist.

Als relative Kontraindikationen der Peritonealdialyse können gelten:

- *sehr große Zystennieren:* Sie können durch den gesteigerten intraabdominalen Druck zur Entstehung von Hernien und Flussproblemen führen.
- *ausgeprägte Adipositas:* Diese Patienten neigen zu einer weiteren Gewichtszunahme sowie zu einer Verschlechterung evtl. bestehender Fettstoffwechselstörungen. Außerdem besteht erhöhte Gefahr katheterbedingter Probleme.
- *sehr große Hernien.*

Aufgrund verschiedener Besonderheiten der Peritonealdialyse empfehlen viele Nephrologen, die Peritonealdialyse, wann immer möglich, an den Anfang einer Dialysekarriere zu stellen.

In der «Nationalen Versorgungsleitlinie Nierenerkrankungen bei Diabetes im Erwachsenenalter» wird die Peritonealdialyse als das Verfahren der ersten Wahl bei Beginn einer Dialyse ausdrücklich favorisiert. Begründet wird dies mit der eigenverantwortlichen Behandlung, der besseren Prognose in den ersten Behandlungsjahren, einer längeren Aufrechterhaltung der Nierenrestfunktion sowie der Möglichkeit einer kontinuierlichen Entgiftung und

Ultrafiltration. Diese Leitlinie wurde 2010 von der Bundesärztekammer und der medizinischen Fachgesellschaft verabschiedet.

Das Dialyseverfahren sollte für einen Patienten außer in Notfallsituationen grundsätzlich nicht einfach durch den Arzt bestimmt werden. Die Entscheidung für das jeweilige Dialyseverfahren trifft im günstigsten Fall der Patient – nach Klärung möglicher Kontraindikationen und eingehender Aufklärung über die Vor- und Nachteile sowie die Besonderheiten des jeweiligen Verfahrens. Bei einem solchen Vorgehen ist mit einer deutlichen Steigerung des Prozentsatzes der durch Peritonealdialyse behandelten Patienten zu rechnen. Bislang gibt es in Deutschland keine gesetzlich fixierten Quoten für die verschiedenen Dialyseverfahren. In der Schweiz ist dies ab dem Jahr 2013 anders. Hier müssen 15 % aller inzidenten Dialysepatienten mit einer Heimdialyse behandelt werden, ab 2016 sind es 20 %. Werden diese Vorgaben nicht erfüllt, wird die Dialysepauschale gekürzt.

7.4 Räumliche Anforderungen an den Wechselplatz

Zur Durchführung des Beutelwechsels benötigen die Patienten einen festen Platz in der Wohnung, der hell und trocken ist. In diesem Raum sollten möglichst keine Haustiere gehalten werden. Ein abwaschbarer Fußboden ist günstig, aber nicht Voraussetzung. Hat der Patient einen Teppichboden, sollte dieser gut gepflegt werden. Auf Topfpflanzen siedelt eine Vielzahl von Bakterien und Pilzen. Sie sollten nicht in einem Zimmer stehen, in dem die Dialysatwechsel durchgeführt werden.

8 Peritonealdialyse bei besonderen Patientengruppen

8.1 Patienten mit Diabetes mellitus

Der Diabetes mellitus Typ II ist die häufigste zur Dialyse führende Erkrankung in Deutschland und vielen anderen Ländern (QuasiNiere, Bericht 2004/2005). Patienten mit Diabetes mellitus (Typ I und II) können mit gutem Erfolg mit der Peritonealdialyse behandelt werden, ohne dass, verglichen mit der Hämodialyse, mit einer Erhöhung der Mortalität oder Morbidität gerechnet werden muss. Aufgrund der erhöhten Zufuhr an Glukose bei der Peritonealdialyse ist jedoch mit erhöhtem Insulinbedarf zu rechnen. Dies erfordert vor allem zu Beginn der Peritonealdialyse und bei einem Wechsel des Dialyseregimes eine sorgfältige Kontrolle der Blutzuckerwerte und eine entsprechende Anpassung der Insulindosis. Insulin kann sowohl subkutan als auch intraperitoneal verabreicht werden, wobei die intraperitoneale Gabe mit einem höheren Peritonitisrisiko verbunden ist. Dialysepflichtige Diabetiker weisen per se ein erhöhtes Risiko für eine koronare Herzerkrankung auf. Auch spezifische, mit der Peritonealdialyse einhergehende Komplikationen, wie Peritonitis, Adipositas und Dyslipidämie, sind bei diabetischen Patienten häufiger als bei nichtdiabetischen Patienten. Verwenden diese Patienten polyglukosehaltige Dialyselösungen, wie z. B. Extraneal®, so muss die Blutzuckermessung mit geeigneten Geräten durchgeführt werden. Polyglukosehaltige Lösungen erhöhen den Maltosegehalt im Blut. Basiert die Blutzuckermessung auf der Glukose-Deydrogenase-Methode, so ist der gemessene Blutzuckerwert falsch hoch und die Insulindosis ggf. falsch hoch gewählt. Dies kann zu einer lebensbedrohlichen Hypoglykämie führen.

8.2 Ältere Patienten

In Deutschland sind laut Angaben des gemeinsamen Bundesausschusses Qualitätssicherung Dialyse im Jahre 2011 männliche Dialysepatienten im Durchschnitt 69 Jahre, weibliche 72 Jahre alt. Die Angaben beziehen sich nur auf gesetzlich versicherte Patienten.

Die Peritonealdialyse bietet gerade älteren Menschen viele Vorteile. Sie profitieren von den geringen Einschränkungen bei der Ernährung und von der Kreislaufverträglichkeit der Behandlung. Die kosmetischen Probleme werden vielleicht als nicht so gravierend empfunden, wie bei jüngeren Menschen. Die Eigenverantwortung wird oft als Vorteil wahrgenommen.

Ältere Menschen leben oft in vielen Bereichen mit Einschränkungen. So sind sie oft weniger mobil, haben eine langsamere Auffassungsgabe, leiden unter Taubheit oder dem Nachlassen der Sehkraft. Darüber hinaus kommt es zu erheblichen Beeinträchtigungen der kognitiven Leistungsfähigkeit, d. h. des Denkens und zum Teil auch des Gedächtnisses. Auch organische Erkrankungen treten gehäuft auf. So haben viele ältere Patienten Erkrankungen des Herzkreislaufsystems. Schon bei der chronischen Niereninsuffizienz vor Eintritt der

Dialysepflichtigkeit müssen diese Aspekte vom Arzt und von der Pflegekraft besprochen und bei der Entscheidung für die Peritonealdialyse im Training berücksichtigt werden. Nicht selten sind vor allem allein lebende ältere Menschen sozial isoliert und leiden unter Vereinsamung. Hier ist kritisch zu prüfen, ob diese Patienten wirklich von einem Heimdialyseverfahren profitieren oder ob die Möglichkeit zu regelmäßiger Kontaktaufnahme während der Hämodialyse in einem Zentrum nicht die bessere Alternative wäre.

Eine Reihe von Studien belegt, dass ältere und sogar sehr alte Patienten erfolgreich mit der Peritonealdialyse behandelt werden können, wobei die stationäre Verweildauer und die Häufigkeit einer Peritonitis etwas erhöht sind und das Überleben etwas geringer ausfällt als bei den jüngeren Patienten unter Peritonealdialyse. Soweit die bisher durchgeführten Untersuchungen überhaupt verlässliche Aussagen zulassen, findet sich zwischen Peritonealdialyse und Hämodialyse kein nennenswerter Unterschied in Bezug auf die Überlebensdauer der mit dem jeweiligen Verfahren behandelten Patienten.

Sehr alte, gebrechliche Patienten können allerdings die Peritonealdialyse nicht mehr selbstständig durchführen. In solchen Fällen kann eine assistierte Peritonealdialyse durch einen entsprechend geschulten Pflegedienst die Weiterbehandlung im häuslichen, vertrauten Umfeld sicherstellen und teure und für den Patienten belastende Transporte zum Dialysezentrum lassen sich vermeiden. In Deutschland fehlen allerdings bislang die vergütungsrechtlichen Rahmenbedingungen für solch eine assistierte Peritonealdialyse, auch wenn in vielen Fällen eine Genehmigung durch die Krankenkassen erwirkt werden konnte. In geeigneten Fällen kann auch eine intermittierende Peritonealdialyse (IPD, s. Kap. 10.2.4) in einem Zentrum (in aller Regel ca. 3-mal 8 Stunden/Woche) die Behandlung sicherstellen. Dieses Verfahren ist aufwändig und – was die Dialysequalität anbelangt – nur mäßig effektiv, daher wird es in Deutschland nur in wenigen Zentren angeboten.

8.3 Patienten mit Zystennieren

Auch Patienten mit Zystennieren kommen unter bestimmten Bedingungen durchaus für eine Peritonealdialyse in Frage. Sind die zystisch veränderten Nieren sehr groß, kann dies eine Kontraindikation für die Einleitung einer Peritonealdialyse darstellen. Umstritten ist, ob Patienten mit Zystennieren unter Peritonealdialyse eine höhere Inzidenz an Hernien bzw. Leckagen aufweisen. Allerdings behalten Patienten mit Zystennieren oft ihre Restnierenfunktion über einen sehr langen Zeitraum und erreichen dann eine ausreichende Dialysequalität mit einem geringeren Dialysatvolumen von z. B. 1,5 l pro Beutelwechsel. So kann die intraperitoneale Druckbelastung etwas vermindert werden. Auch die apparative Peritonealdialyse (APD) erhöht die therapeutische Bandbreite der Peritonealdialyse bei Patienten mit Zystennieren. Die Peritonitisraten scheinen unabhängig vom Vorliegen einer Zystennierenerkrankung zu sein.

8.4 Patienten mit Leberzirrhose

Patienten mit Leberzirrhose und Aszites eignen sich bei Eintritt einer dialysepflichtigen Niereninsuffizienz besonders für die Peritonealdialyse. Die Vorteile sind:

- eine gute Aszitesdrainage
- gute hämodynamische Stabilität durch kontinuierlichen Flüssigkeitsentzug
- kein Nachblutungsproblem nach Shunt-Punktion (bei meist bestehender Thrombopenie und verminderter plasmatischer Gerinnung).

Nachteilig ist ein unter Peritonealdialyse auftretender zusätzlicher Proteinverlust. Umstritten bleibt, ob dies durch eine besonders eiweißreiche Ernährung ausgeglichen werden kann. Ob das Risiko einer gramnegativen Peritonitis in dieser Patientengruppe höher liegt als bei Patienten ohne Zirrhose, ist ebenfalls umstritten. Bei zu starker Aszitesdrainage besteht die Gefahr der Dehydratation. Hier müssen die Behandlungsmodalitäten dem jeweiligen Einzelfall genau angepasst werden.

8.5 Peritonealdialyse und Herzinsuffizienz

Mehr als ein Drittel aller Dialysepatienten leidet unter einer Herzinsuffizienz. Neben medikamentösen Maßnahmen spielt eine adäquate Volumenkontrolle eine entscheidende Rolle in der Behandlung. Schon seit mehr als 25 Jahren ist bekannt, dass zur Behandlung schwerst herzinsuffizienter Patienten, die auf eine Herztransplantation warten, eine Peritonealdialyse günstig sein kann. Etwa 25 % der wegen Herzinsuffizienz hospitalisierten Patienten sind niereninsuffizient. Die Koexistenz von Herz- und Nierenerkrankungen macht es oft schwierig, zwischen einer renokardialen und einer kardiorenalen Ursache zu unterscheiden. Führt die Nierenerkrankung zur Herzinsuffizienz oder die Herzinsuffizienz zur Nierenerkrankung? Unabhängig von der Ursache kommt es unter Peritonealdialyse in vielen Fällen zu einer deutlichen Besserung der klinischen Symptomatik mit Besserung der körperlichen Belastbarkeit und Verringerung der Atemnot.

Häufig behalten diese Patienten noch über einen langen Zeitraum ihre Restnierenfunktion mit einer glomerulären Filtrationsrate (GFR) von > 15 und benötigen für eine ausreichende Behandlungsqualität und ein gutes Volumenmanagement nur zwei oder drei Beutelwechsel täglich. Durch das kontinuierliche Entfernen der überschüssigen Flüssigkeit verbessert sich die Herzinsuffizienz. Lebensqualität und Leistungsfähigkeit dieser Patienten nehmen deutlich zu.

Gegenüber der Hämodialyse hat die Peritonealdialyse bei diesen Patienten den Vorteil, dass eine zusätzliche Kreislaufbelastung durch Anlage eines Dialyse-Shunts vermieden werden kann. Auch die gehäuft auftretenden Komplikationen eines Dialysekatheters (v.a. Sepsis) werden umgangen.

8.6 Assistierte Peritonealdialyse

Unter assistierter Peritonealdialyse ist professionelle Hilfe bei der Durchführung der PD im häuslichen Bereich oder in einer Pflegeeinrichtung zu verstehen. Sie wird überwiegend bei alten und alleinstehenden Menschen, die häufig unter fortgeschrittener Herzinsuffizienz und schwierigen Gefäßverhältnissen leiden benötigt. Die Hämodialyse ist bei diesen Patienten oft erschwert durch schwierige Gefäßverhältnisse und Probleme bei der Volumensteuerung (gehäuft auftretende Blutdruckabfälle). Diese Patienten können als Hochrisikogruppe gelten, da sie in vielerlei Hinsicht eingeschränkt bzw. erkrankt sind. Über das Vorgehen bei Komplikationen bei der PD muss mit den Patienten und den Angehörigen bzw. den betreuenden Pflegepersonen ausführlich gesprochen werden. Übernehmen Familienangehörige alle Aufgaben bei der Durchführung der PD, besteht die Gefahr der Überforderung und des Burnouts. Eine professionelle Betreuung durch einen Pflegedienst vermeidet dieses Risiko. Die Übernahme der Kosten für diesen Pflegedienst durch die Krankenkasse muss zurzeit noch individuell beantragt werden. Der Wegfall der Kosten für die Fahrt zur Hämodialyse ist sicher ein Argument gegenüber dem Kostenträger.

Patienten unter kontinuierlicher ambulanter Bauchfelldialyse (CAPD) benötigen in den meisten Fällen drei bis vier Beutelwechsel täglich. Der pflegerische Aufwand bei Assistenz ist daher deutlich höher als bei einer apparativen Peritonealdialyse (APD) mit Cycler-Aufrüstung, An- und Abschluss. Für die Angehörigen ist es oft kein großer Aufwand, je nach Einzelfall können sie den Patienten an den Cycler anschließen. In diesem Fall genügt eine tägliche Visite durch den Pflegedienst am Morgen mit Abschluss, Bilanzierung, Dokumentation, Kontrolle des Auslaufs und Verbandwechsel. Am Abend wird der Cycler (s. Kasten) für die nächste Behandlung entweder durch die Angehörigen oder den Pflegedienst vorbereitet. Blutdruck- und Blutzuckermessung, Gewichtskontrolle und das Richten der Medikation sind weitere Tätigkeiten im Rahmen einer assistierten Peritonealdialyse und können teilweise verordnet werden. Derzeit werden in Frankreich mehr als 5000 Patienten mit einer assistierten Peritonealdialyse (in Form einer APD) behandelt. Die Finanzierung durch die Krankenkassen ist dort gesetzlich geregelt.

Die assistierte Peritonealdialyse kann auf verschiedene Weise durchgeführt werden:

- *assistierte PD in einem Zentrum:* 3-mal wöchentlich als IPD über einen Zeitraum von z. B. 8 Stunden im Dialysezentrum
- *assistierte APD oder CAPD im Seniorenheim oder zu Hause:* 3-mal IPD oder 7-mal APD oder CAPD durch das Personal im Altenheim oder externe Pflegekräfte.

Bei jeder Form der assistierten Peritonealdialyse sollten die Angehörigen, sofern vorhanden, eingebunden, aber nicht für die tägliche Durchführung verpflichtet werden, da die Belastung in vielen Fällen über einen längeren Zeitraum zu hoch ist. Allerdings ist darauf zu achten, dass alle in die Peritonealdialyse eingebundenen professionellen Pflegepersonen auch entsprechend geschult sind und ein größerer Personalwechsel möglichst vermieden wird.

Begriff: Cycler

Programmierbares Gerät zur Steuerung von Füllvolumen, Einlauf, Verweildauer und Auslauf bei der apparativen Peritonealdialyse. Ermöglicht auch die nächtliche Dialyse, während der Patient schläft (s. a. Kap. 10).

9 Adäquate Peritonealdialyse

9.1 Einführung

Ziel jeder Dialyse ist es, für den Patienten eine ausreichende «Dialysedosis» bereitzustellen. Das gegenwärtige Konzept geht davon aus, dass eine nachlassende Restfunktion der Nieren durch Steigerung der Dialyseintensität kompensiert werden kann. Dabei ist man ursprünglich analog der Vorstellung in der Hämodialyse davon ausgegangen, dass sich die Dialyseintensität an Parametern wie der Harnstoff- oder Kreatinin-Clearance messen lässt und bei Unterschreiten bestimmter Zielwerte dieser Clearances mit einer Zunahme der Morbidität und Mortalität der Patienten zu rechnen ist. Letztlich geht dieses Konzept davon aus, dass renale und peritoneale Clearance äquivalent sind und das Nachlassen der renalen Clearance durch Erhöhung der peritonealen Clearance kompensiert werden kann. Hierfür gibt es gegenwärtig keine schlüssigen Untersuchungen. Es scheint im Gegenteil so zu sein, dass nicht von einer Äquivalenz der renalen und der peritonealen Clearance ausgegangen werden kann.

Klar ist auch, dass adäquate Dialyse nicht nur adäquate kleinmolekulare Clearance bedeutet. Eine Dialyse kann dann als adäquat gelten, wenn sie nicht in Übersterblichkeit oder inadäquater Zunahme der Morbidität resultiert. Sie könnte als optimal gelten, wenn eine weitere Intensivierung der Behandlung keine weitere Senkung der Morbidität und Mortalität bewirken kann. Zu den wichtigsten Faktoren, die eine adäquate Peritonealdialyse beeinflussen, zählen konstante Einflussgrößen, wie Körpergröße und Gewicht (Körpervolumen), sowie Faktoren, die im Verlauf der Behandlung beobachtet werden müssen und auf die entsprechend reagiert werden muss, wie z. B. die renale Restfunktion oder die Transport- und Ultrafiltrationscharakteristika des Peritoneums. Weitere klinische Parameter, die der behandelnde Arzt bzw. die behandelnde Pflegekraft im Auge behalten muss, sind:

- das körperliche Wohlbefinden sowie das Fehlen anderweitiger urämischer Symptome
- ausreichender Appetit
- stabiles Körpergewicht und
- eine dem Patienten entsprechende Leistungsfähigkeit.

9.2 Studien zur Dialyseeffektivität

Mitte der 90er-Jahre des 20. Jahrhunderts wurde in den USA und Kanada eine Studie durchgeführt, die zeigen sollte, dass die kleinmolekulare Clearance der Patienten unter Peritonealdialyse ein wichtiger Faktor für deren Überleben und Morbidität darstellt. In der Tat konnte eine enge Korrelation zwischen Harnstoff- und Kreatinin-Clearance und der Sterblichkeit der Patienten gefunden werden. Auch die Proteinabbaurate («protein catabolic rate», PCR) und der Albuminspiegel korrelierten mit der Sterblichkeit der Patienten.

Betont werden muss, dass es sich bei dieser so genannten Canusa-Studie (Kanada-USA-

Studie) nicht um eine Interventionsstudie, sondern um eine Beobachtungsstudie gehandelt hat, und dass das beobachtete Nachlassen der Gesamt-Clearance auf einen Rückgang der renalen Restfunktion zurückzuführen war. Letztlich konnte also nur gesagt werden, dass ein Nachlassen der renalen Restfunktion mit Übersterblichkeit verknüpft war, da die peritoneale Clearance der untersuchten Patienten über den Beobachtungszeitraum weitgehend stabil blieb. Dennoch hat diese Studie in Verbindung mit kleineren, ebenfalls nicht kontrollierten Untersuchungen über viele Jahre hinweg die Empfehlung der DOQI-Richtlinien (Dialysis Outcomes and Quality Initiative) weitgehend mitbestimmt.

Die kritische Frage blieb zunächst, ob durch eine Steigerung der peritonealen Clearance die nachlassende renale Clearance kompensiert werden kann. Rein rechnerisch ist dies in den meisten Fällen möglich. Ob es allerdings zu den erhofften klinischen Vorteilen führt, blieb zunächst unklar.

Die Ademex-Studie (American-Mexican-Study) hatte die Beantwortung genau dieser Frage zum Ziel. Untersucht wurden 965 Patienten mit einer peritonealen Clearance, die unter dem in den DOQI-Richtlinien genannten Wert von 1,7 lag. Die Patienten wurden dann entweder einer intensivierten Behandlung (4 × 2,5 l oder 5 × 2,0 l) zugeführt oder aber auf ihrem bestehenden Regime (in aller Regel 4 × 2 l glukosehaltige Dialyselösung) belassen. Nach einem Beobachtungszeitraum von 2 Jahren hatte sich hinsichtlich Mortalität und Morbidität der Patienten beider Gruppen kein Unterschied ergeben, obwohl in der Interventionsgruppe die Kt/V-Zielwerte (s. Kasten) erreicht wurden. Die Intensivierung der Peritonealdialyse blieb also ohne darstellbaren klinischen Nutzen.

Die sicher wichtigste Frage ist, ob die auch in der Kontrollgruppe erreichte Harnstoff- bzw. Kreatinin-Clearance von 1,7 bzw. 50 l/Woche ausreichend war, um das Überleben der Patienten zu optimieren. Damit wären Einbußen hinsichtlich Mortalität und Morbidität erst unterhalb dieses Grenzwertes zu erwarten. Vorangegangene Studien könnten in diese Richtung interpretiert werden.

> **Begriff: Kt/V**
>
> Kt/V ist der Quotient aus der Harnstoff-Clearance, multipliziert mit der Dialysezeit, dividiert durch das Harnstoffverteilungsvolumen. Er kann näherungsweise nach den Formeln in den **Abbildungen 9-1** und **9-2** berechnet werden. In der Peritonealdialyse wird die Harnstoff-Clearance aus dem 24-Stunden-Urin ebenfalls berechnet. Die Kt/V ist also die Summe aus Dialysat- und Urin-Kt/V.

Den gegenwärtigen europäischen Leitlinien und den deutschen Qualitätsrichtlinien zufolge sollte ein Wochen-Kt/V von 1,7 nicht unterschritten werden.

9.3 Bestimmung der Funktionsparameter des Peritoneums

Patienten unter Peritonealdialyse unterscheiden sich hinsichtlich ihres peritonealen Stoff- und Flüssigkeitstransports erheblich. Darüber hinaus verändert sich das Bauchfell im Laufe der Behandlung. Daher müssen Ultrafiltrationsleistung und peritoneale Transporteigenschaften in regelmäßigen Abständen gemessen werden. Die Messung der Behandlungseffektivität und der Restnierenfunktion ist im Rahmen der Qualitätssicherung in Deutschland alle 3 Monate vorgeschrieben.

9.3.1 Ultrafiltration

Besondere Bedeutung hat die Kontrolle des Flüssigkeitshaushalts. Eine Überwässerung (Hyperhydratation) ist mit zunehmender Erhöhung des Blutdrucks und einer Hypertrophie (Verdickung) des Herzmuskels mit Übersterblich-

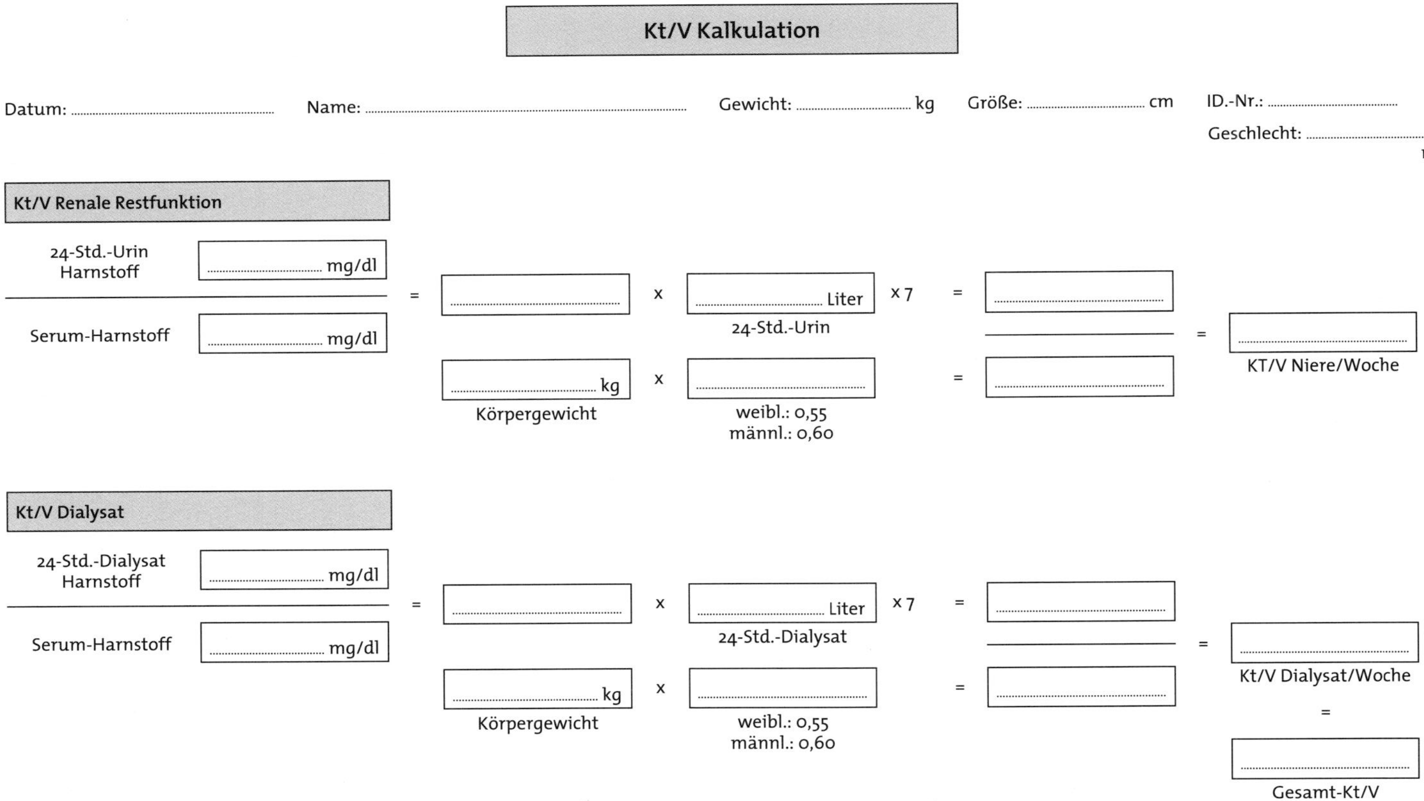

Abbildung 9-1: Berechnung des Kt/V

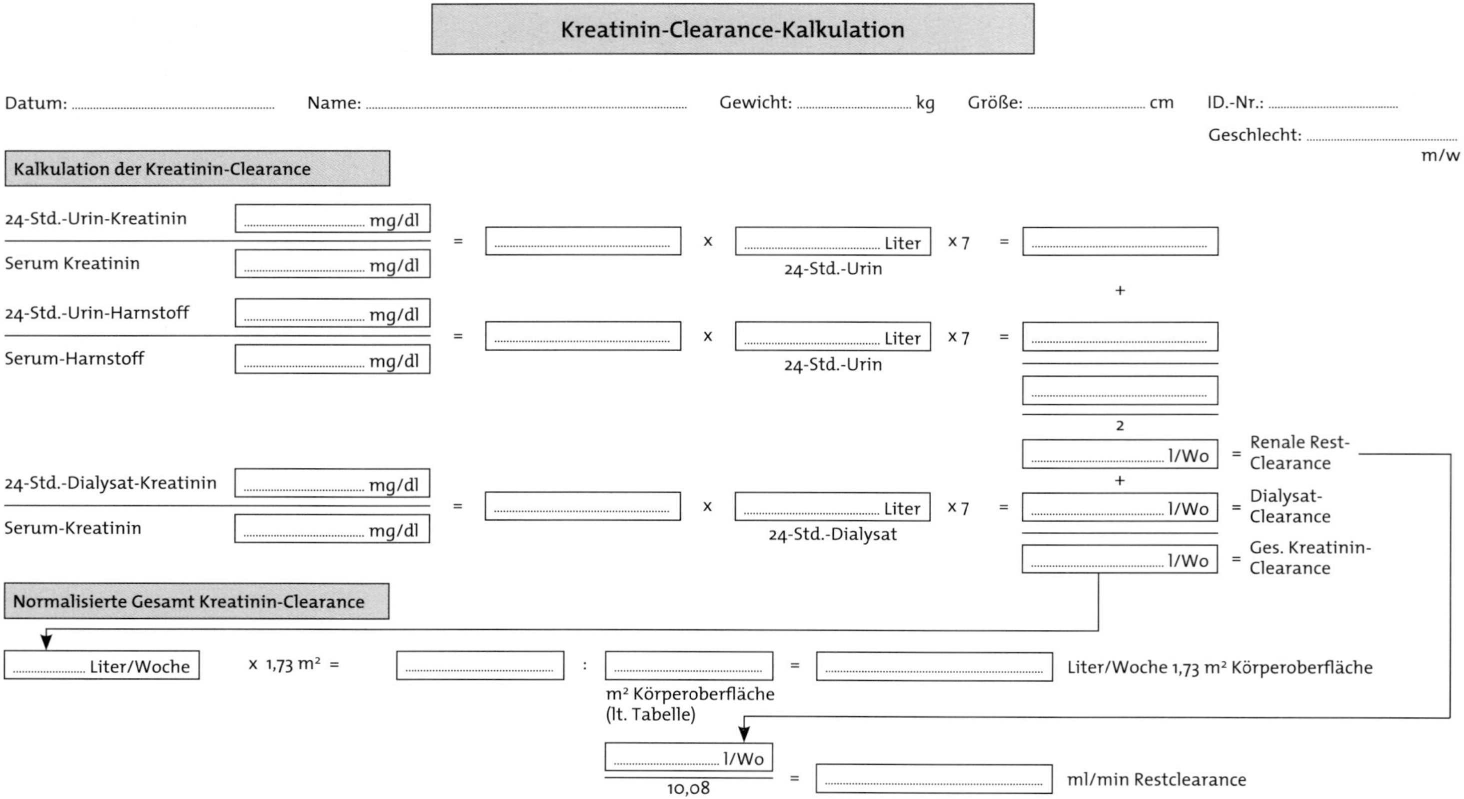

Abbildung 9-2: Berechnung der Kreatinin-Clearance

keit der Patienten verbunden. Faktoren, die eine Überwässerung begünstigen, wie z. B. der Verlust der renalen Restfunktion und ein schneller peritonealer Transport, korrelieren mit der Sterblichkeit der Patienten.

Die Behandlung der Hyperhydratation von Patienten unter Peritonealdialyse besteht in einer Intensivierung der Peritonealdialyse, sodass vor allem höherkonzentrierte Glukose- oder Glukosepolymerlösungen zum Einsatz kommen. Andererseits kann auch über eine Verkürzung der Verweilzeit der Lösung (mit entsprechend geringerer Glukoseresorption) und Aufrechterhaltung eines hohen Glukosegradienten die Ultrafiltration verbessert werden. Sollte dies durch Einführung eines fünften Beutelwechsels nicht möglich sein, kann auch ein APD-Verfahren mit zum Teil extrem kurzen Verweilzeiten von weniger als einer Stunde erforderlich werden. Ziel einer adäquaten Ultrafiltration bei Patienten ohne Restausscheidung ist eine Mindestmenge von 1 l/d.

Wichtig sind in diesem Zusammenhang auch diätetische Maßnahmen. Nicht selten führt eine exzessive Flüssigkeits- und Salzzufuhr zur Überwässerung. Patienten müssen daher angehalten und entsprechend beraten werden, die tägliche Flüssigkeitszufuhr zu reduzieren und stark salzhaltige Speisen zu meiden.

Patienten, die ein Ultrafiltrationsversagen entwickeln, müssen häufig nach Ausschöpfen aller Interventionsmöglichkeiten sowie Modifikationen des Peritonealdialyseregimes an die Hämodialyse wechseln. Bisweilen kann es sehr schwierig sein, zu entscheiden, ob ein Patient überwässert ist oder nicht. Klassische Beurteilungskriterien sind klinisch die Frage, ob Ödeme vorliegen, ob eine Halsvenenstauung besteht und ob der Patient bei geringer Anstrengung Atemnot entwickelt. Auch eine Ultraschalluntersuchung der Vena cava, die bei Fehlen einer Überwässerung meist schlank und atemmoduliert imponiert, oder die Anfertigung eines Röntgenbilds der Lunge, die in einem solchen Fall ebenfalls keine Stauungszeichen aufweist, können allerdings in die Irre führen.

In den vergangenen Jahren wurde ein so genannter Body-Composition-Monitor (BCM) entwickelt, der über eine Multifrequenz-Widerstandsmessung eine relativ genaue Beurteilung des Hydratationszustands eines Patienten ermöglicht. Meist lässt sich durch ein solches Testergebnis auch ein wenig einsichtiger Patient davon überzeugen, dass er zu viel oder zu wenig Flüssigkeit im Körper trägt. Gleichzeitig wird der Muskel- und Fettanteil des Patienten gemessen.

9.3.2 Transporteigenschaften des Peritoneums

Um eine adäquate Peritonealdialyse zu gewährleisten, müssen die besonderen Transportcharakteristika mitberücksichtigt werden. Zurzeit stehen drei verschiedene Testmethoden zur Verfügung:

1. peritonealer Äquilibrationstest (PET)
2. peritonealer Funktionstest (PFT)
3. peritoneale Dialysekapazität (PDC).

Erst nach Ablauf von 4–6 Wochen nach Beginn des PD-Programms sollte die Transportkapazität gemessen werden, da sich das Bauchfell in der Initialphase einer Peritonealdialyse unter dem Kontakt mit der hyperosmolaren, in einigen Fällen immer noch sauren Lösung verändert. Der Test sollte einmal jährlich wiederholt werden. Wiederholt werden sollte er auch bei unzureichender Entgiftung oder einem Rückgang der Ultrafiltration im Behandlungsverlauf sowie vor der Umstellung auf eine APD-Methode.

9.3.2.1 Peritonealer Äquilibrationstest

Mit Hilfe des ***peritonealen Äquilibrationstests (PET)*** kann die individuelle Transportcharakteristik des Peritoneums bestimmt werden. Gemessen werden die Clearence von Harnstoff und von Kreatinin, die Ultrafiltration und die Glukoseresorption einer definierten Lösung nach 4 Stunden. Auf der Grundlage der gemessenen Werte können mit dem PET das intraperitoneale Restvolumen und die peritoneale Absorption geschätzt werden. Der PET erfolgt idealerweise in Kombination mit der Berechnung des Kt/V und der Kreatinin-Clearance. Nur so ist eine Bewertung der permeablen Transporteigenschaft *und* der Effektivität der Behandlung möglich.

Durchführung

Nach wie vor dient der standardisierte Test nach Twardowski als Referenz für erweiterte Membrantests. Nach einer nächtlichen Dialyse mit einer 2,27- bzw. 2,3%igen Dialyselösung und mindestens 8-stündiger Verweilzeit mit einem Volumen von 2000 ml beginnt der Test mit einem Auslauf. Anschließend erfolgt ein standardisierter CAPD-Wechsel mit einer Glukosekonzentration von 2,27 bzw. 2,3 % und einer Verweildauer von 4 Stunden. Patienten unter apparativer Peritonealdialyse müssen in der Nacht vor dem peritonealen Äquilibrationstest eine kontinuierliche ambulante Bauchfelldialyse durchführen. 2 Stunden nach Testbeginn wird einmalig Blut entnommen und unmittelbar nach Beendigung des Einlaufs sowie nach 2 und 4 Stunden erfolgt eine Dialysatentnahme. Im Blut und in den Dialysatproben werden Harnstoff, Kreatinin und Glukose gemessen. Bei den Probenentnahmen aus dem Dialysat ist darauf zu achten, die Proben steril aus einem repräsentativen Auslaufvolumen zu entnehmen. Das Kathetersystem (PD-Katheter und Überleitungssystem) enthält ca. 25 ml. Es sollten mindestens 200 ml Dialysat in einen Leerbeutel fließen. Aus diesem Dialysatvolumen wird eine Probe von ca. 10 ml entnommen, die restlichen 190 ml werden in die Bauchhöhle zurückgegeben.

Verbesserung der Entnahmetechnik

Alternativ und zur sicheren Vermeidung einer Verkeimung des zurückfließenden Dialysates in die Bauchhöhle empfiehlt sich folgendes Vorgehen: Die 200 ml Dialysat werden zurück in die Bauchhöhle drainiert und der Patient wird vom Kathetersystem abgeschlossen. Die verbleibende Flüssigkeitsmenge im System (Dialysebeutel mit Schlauchsystem) beinhaltet einen repräsentativen Durchschnittswert des Auslaufdialysates und kann für die Probenentnahme genutzt werden. Diese Entnahme geschieht nach Abkoppeln des Schlauchsystems vom Kathetersystem und ist daher für den Patienten völlig ungefährlich.

Modifizierter PET mit Natrium-Sieving

Der modifizierte PET mit Natrium-Sieving (s. Kasten) kann im Rahmen des PET durchgeführt werden. Anstelle einer Dialyselösung mit einer 2,27- oder 2,3%igen Glukoselösung wird eine 3,86- bzw. 4,25%ige Lösung verwendet.

> **Begriff: Natrium-Sieving**
>
> Abfall des Natriums im Dialysat nach 60 Minuten Verweilzeit bei Verwendung einer höherprozentigen Dialyselösung. Ursächlich dafür sind Aquaporine, spezielle Wasserkanäle im Peritoneum, die den Einstrom von (natriumfreiem) Wasser ermöglichen. Für die Höhe des Abfalls gibt es keine Referenzwerte.

Zusätzlich zu den Probeentnahmen zum Zeitpunkt 0, 120 und 240 Minuten wird eine weitere Probe nach 60 Minuten abgenommen, aus der der Natriumgehalt bestimmt wird (s. Kasten).

Nach 4 Stunden erfolgt der komplette Auslauf. Die Ultrafiltrationsmenge sollte bei einer hochprozentigen Dialyselösung nach einer Verweilzeit von 4 Stunden mindestens 400 ml betragen. Eine geringere Ultrafiltration ist ebenfalls ein Indiz für eine mangelhafte Funktion des Peritoneums und muss abgeklärt werden. Eine korrekte Bilanzierung, also die Berücksichtigung der tatsächlichen Menge der frischen Dialyselösung, wird vorausgesetzt.

Der modifizierte PET mit Natrium-Sieving-Bestimmung ist zu Beginn der Peritonealdialyse nicht zwingend erforderlich, stellt je-

Hintergrund

Durch die hohe Glukosekonzentration kommt es zu einer erhöhten Ultrafiltration, vor allem in der ersten Stunde nach dem Einlauf. Dies führt zu einer Natriumverdünnung im Dialysat. Die Ultrafiltration erfolgt durch die Aquaporinkanäle des Peritoneums, daher lässt sich über den Abfall des Natriums eine Aussage zur Anzahl und Funktionsfähigkeit dieser Wasserkanäle treffen. Fällt das Natrium nach 60 Minuten nicht oder nur unwesentlich ab und beträgt die Ultrafiltration nach 4 Stunden weniger als 400 ml, muss an eine schwere Schädigung des Peritoneums gedacht werden und es bedarf weiterer diagnostischer Maßnahmen. Ohne Ultrafiltration wird nur wenig Natrium entfernt, da die Natriumelimination peritoneal aufgrund des geringen Konzentrationsgefälles zwischen Blut und Dialysat sehr gering ist. Bei guter Ultrafiltration sinkt der Natriumgehalt im Dialysat und entsprechend wandert Natrium aus dem Blut entlang des Konzentrationsgefälles in das Dialysat.

doch im Behandlungsverlauf ein zusätzliches Instrument zur Überprüfung der Transporteigenschaften dar.

Auswertung

Das Ergebnis des Tests liefert den jeweiligen Dialysat-Plasma-Quotienten (D/P-Quotient, s. Kasten) für Kreatinin, Harnstoff und Glukose (Abb. 9-3).

Bei der Durchführung des PET wird nicht das verordnete Dialyseregime (z. B. 2,5 l Dialyselösung mit wechselnden Glukosekonzentrationen und unterschiedlichen Verweilzeiten), sondern eine standardisierte Dialyselösung mit 2,27 % bzw. 2,3 % Glukose, 2,0 l Dialyselösung und 4 Stunden Verweilzeit verwendet. Ob die Ergebnisse die realen Transporteigenschaften wiedergeben, ist zurzeit noch unklar.

Der D/P-Quotient für Kreatinin nach 4 Stunden entscheidet über die Zuordnung des Transporttyps:

- schnell
- durchschnittlich schnell
- durchschnittlich langsam oder
- langsam.

Bei der Bewertung des Tests sollten weitere Ergebnisse kritisch hinterfragt und ggf. überprüft werden. So wird z. B. die Ultrafiltration nach

Begriff: D/P-Quotient

Für die Berechnung des PET und PFT werden der Harnstoff- und Kreatininwert aus der Dialyselösung durch den Harnstoff- und Kreatininwert aus dem Blut geteilt und dieser Wert ergibt den Dialyselösung-Plasma-Quotienten (D/P-Quotient). Für die Berechnung der Glukosetransportcharakteristika wird der Glukosewert nach 2 und 4 Stunden (beim PET) durch den Wert zum Zeitpunkt 0 geteilt. Dies ergibt den D/D_0-Quotienten.

Der D/P-Quotient gibt die prozentuale Sättigung des Dialysates im Vergleich zum Plasma nach einer 4-stündigen Verweilzeit an. Für Harnstoff liegt der durchschnittliche D/P-Quotient nach 4 Stunden bei 0,9, das heißt, im Dialysat liegt eine Harnstoffkonzentration vor, die 90 % des Wertes im Blut beträgt.

Der D/P-Quotient für Kreatinin ist etwas niedriger, da Kreatinin ein höheres Molekulargewicht hat und langsamer äquilibriert. Bei durchschnittlichen Transportcharakteristika liegt der Wert nach 4 Stunden bei 0,65 (s. Abb. 9-1).

Zwischen den D/P-Quotienten für Kreatinin und Glukose und der erzielten Ultrafiltration findet sich in den allermeisten Fällen ein logischer Zusammenhang. Sind die Ergebnisse nicht plausibel, bedürfen sie der Überprüfung.

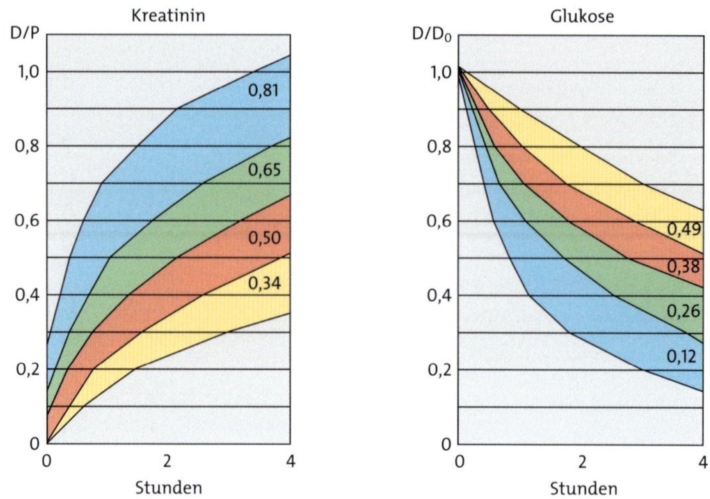

Abbildung 9-3: Auswertung des peritonealen Äquilibrationstests (PET) anhand der Dialysat/Plasmakonzentrationen von Kreatinin (a) bzw. der Dialysat/Dialysat-Verhältnisse von Glucose (b) während einer 4-stündigen Dialysat-Verweilzeit. Die farblich gekennzeichneten Flächen geben das peritoneale Transportverhalten für die jeweilige Substanz wider und erlauben die Zuordnung zu den verschiedenen Transportertypen (blau = schnell, grün = durchschnittlich schnell, rot = durchschnittlich langsam, gelb = langsam).

4 Stunden bei einem langsamen Transporter deutlich höher sein als bei einem schnellen. Der D/P-Quotient für Harnstoff ist aufgrund der Molekülgröße in der Regel höher als für Kreatinin. Die Werte für Glukose müssen proportional zum Kreatinin sein, da Glukose eine ähnliche Molekülgröße hat. Die Werte müssen in sich plausibel sein; ein Glukosewert von z.B. 1500 mg/dl zum Zeitpunkt 0 deutet auf ein großes intraperitoneales Restvolumen hin und sollte abgeklärt werden, da eine 2,3%ige Lösung eine Glukosekonzentration von 2300 mg/dl bedingt.

Der PET ist zeitaufwändig und sollte daher sorgfältig ausgewertet werden. Fragen, die sich daraus ergeben, sollten geklärt werden.

In den Anhängen 2, 3 und 4 finden Sie Checklisten zur Durchführung des PET und zum Sammeln der Proben für die Berechnung der Effektivität bei CAPD und APD.

9.3.2.2 Peritonealer Funktionstest

Mit dem peritonealen Funktionstest (PFT) werden die verschiedenen Transporttypen und die Effektivität der Behandlung gemessen. Auch dieser Test beruht auf dem theoretischen Model von Twardowski. Die Durchführung unterscheidet sich jedoch in wesentlichen Punkten gegenüber dem PET. Beim PFT führt der Patient seine verordnete Behandlung durch und ändert weder die Glukosekonzentration noch die Verweilzeit oder das Dialysevolumen. Aus jedem Auslauf wird nach standardisierten Vorgaben eine Probe entnommen und Harnstoff, Kreatinin, Gesamteiweiß und Glukose werden gemessen. Die Ein- und Auslaufzeiten werden exakt dokumentiert. Über 24 Stunden wird Urin gesammelt und das Volumen bestimmt. Im Urin werden Harnstoff, Kreatinin und Eiweiß bestimmt. Aus dem Serum werden Harnstoff, Kreatinin, Glukose und Albumin bestimmt. Der Patient bringt die Proben für den Test am folgenden Tag ins Dialysezentrum. Hier erfolgen zum einen die Blutentnahme zur Bestimmung der oben genannten Werte und ein Beutelwechsel mit einer 2,3%igen Dialyselösung. Die Verweilzeit dieses QA-Beutels (Quality Assurance) beträgt 3 Stunden, danach erfolgt eine Probeentnahme zur Messung von Harnstoff, Kreatinin, Glukose, Albumin und Gesamteiweiß. Die Laborbestimmungen aus dem QA-Beutel werden zur Überprüfung benötigt.

Bei diesem Test werden keine D/P-Quotienten für den Zeitraum unmittelbar nach dem Einlauf der Dialyselösung und nach 2 Stunden, wie beim PET, berechnet.

9.3.2.3 Peritoneale Dialysekapazität

Der Test der peritonealen Dialysekapazität (PDC) beruht auf dem Drei-Poren-Modell von Rippe und Mitarbeitern und gilt als genaues und zuverlässiges Messinstrument für den peritonealen Transport. Mit Hilfe eines computergestützten Programms werden drei Parameter errechnet:

- *Fläche des Peritoneums:* Sie gibt die gesamte für die Dialyse verfügbare Porenfläche über die Diffusionsstrecke an und wird hauptsächlich durch die Anzahl der durchströmten Kapillaren (ca. 21 000 cm/1,73 m^2) bestimmt.
- *Absorption:* Sie zeigt an, wie schnell der Organismus versucht, Flüssigkeit aus der Bauchhöhle ins Blut zu reabsorbieren (ca. 1,5 ml/min/1,73 m^2).
- *Proteinverlust:* Er beschreibt die Menge an Proteinen, die während des gewählten Regimes verlorengehen (ca. 0,09 ml/min/1,73 m^2).

Der Test beruht auf einer 24-stündigen Messperiode und kann sowohl bei APD- als auch bei CAPD-Regimen durchgeführt werden. Eine Umstellung auf eine standardisierte Behandlung ist nicht notwendig.

Zur Durchführung bei einem CAPD-Regime sind fünf Beutelwechsel mit mindestens zwei verschiedenen Glukosekonzentrationen notwendig, bei der APD sind zwei manuelle Beutelwechsel (zwei verschiedene Glukosekonzentrationen) während des Tages notwendig. Aus jedem Dialysat (fünf Proben bei CAPD, drei bei APD) entnimmt der Patient eine Probe und dokumentiert Ein- und Auslaufzeit sowie das Auslaufvolumen.

Zu Beginn und zum Abschluss des Tests oder einmalig wird zur Bestimmung von Natrium, Harnstoff, Kreatinin, Albumin und Glukose Blut abgenommen und aus dem Dialysat werden ebenfalls Harnstoff, Kreatinin, Glukose und Albumin bestimmt. Der Patient sammelt über 24 Stunden seinen Urin und bringt eine Probe zur Bestimmung von Harnstoff, Kreatinin und Protein ins Zentrum. Die Daten werden in ein Computerprogramm eingegeben.

Das Programm erlaubt die Überprüfung und Anpassung des aktuellen Dialyseregimes.

9.4 Bewertung der Testergebnisse

Sowohl PET als auch PFT ermöglichen die Differenzierung der Patienten in vier Transporttypen (s. Kap. 9.3.2.1, Auswertung). Bei der PDC erfolgt die Bewertung ebenfalls in vier Transportertypen, abhängig von der Anzahl der kleinen, großen und transzellulären Poren sowie von der Austauschfläche in langsame, schnelle oder normale Transporter. Der PDC-Test kann mit dem PET/PFT (**Tab. 9-1**) verglichen werden und liefert ebenfalls verlässliche Informationen zu den Transporteigenschaften des Bauchfells.

Grundsätzlich gilt: Je größer die Fläche, desto schneller werden Flüssigkeiten und Stoffe ausgetauscht, desto schneller ist der osmotische Gradient ausgeglichen und die Ultrafiltration nimmt wieder ab.

Des Weiteren lässt sich anhand der PDC der peritoneale Eiweißverlust berechnen, der von der Anzahl großer Poren und vom hydrostatischen Druck anhängt. Nimmt die Anzahl großer Poren zu, steigt damit auch die Oberfläche des Peritoneums. Auch Entzündungsreaktionen steigern die Anzahl der großen Poren. Mit der Bestimmung des Proteinverlustes lässt sich evtl. das Risiko peritonealer Veränderungen im Langzeitverlauf einschätzen.

Tabelle 9-1: Analogie zwischen Transportertypen beim peritonealen Äquilibrationstest (PET) und bei der peritonealen Dialysekapazität (PDC)

Fläche	Peritoneale Fläche [%] bei erwachsenen Patienten, ausgehend von Normwerten	PET
> 30 000	> 127	schneller Transporter
23 600–30 000	100–127	durchschnittlich schneller Transporter
17 200–23 600	73–100	durchschnittlich langsamer Transporter
bis 17 200	< 73	langsamer Transporter

Die Auswirkungen eines jeden Behandlungsregimes auf den Patienten lassen sich am Computer simulieren und grafisch darstellen.

Alle Tests liefern ferner Aussagen zu folgenden Punkten:

- glomeruläre Filtrationsrate [ml/min/1,73 m^2]
- Proteinabbaurate [g/kg KG/24 h]
- Glukoseaufnahme [g/Tag]
- peritoneale Absorption [ml/min]
- Ultrafiltration [ml/Tag]
- Kt/V pro Woche sowie Kreatinin-Clearance [l/Woche].

Beim PET lassen sich diese Parameter nur in Kombination mit der Berechnung der Effektivität erfassen.

9.5 Bestimmung der Behandlungseffektivität

9.5.1 Harnstoffkinetik und Kt/V

Harnstoff ist das Endprodukt des Eiweiß- und Aminosäurestoffwechsels und wird in der Leber gebildet. Beim Eiweißabbau werden die Proteine in Aminosäuren zerlegt. Dabei fällt Ammoniak an, der in Harnstoff umgewandelt wird. Beim Abbau von 2,9 g Protein wird 1 g Harnstoff gebildet. Die empfohlene Eiweißaufnahme beträgt beim gesunden Menschen 1 g/kg KG/Tag, bei einer Eiweißzufuhr von 60–90 g werden entsprechend 20–30 g Harnstoff gebildet. Der Harnstoffnormwert im Serum beträgt 15–40 mg/dl (2,5–6,7 mmol/l).

Harnstoff wird renal eliminiert. Die Harnstoffkonzentration im Urin ist, abgesehen von der Produktionsrate, von der glomerulären Filtrationsrate (GFR) und der tubulären Resorptionsrate abhängig.

Folgende Faktoren erhöhen die Harnstoffproduktion und führen zu einem Anstieg des Harnstoffs im Serum bei gleichbleibender GFR:

- vermehrte Proteinzufuhr
- Abbau von körpereigenem Eiweiß (Katabolie)
- intestinale Blutungen mit Resorption von Blutbestandteilen.

Harnstoff und Harnstoff-Stickstoff (Harnstoff-N) haben die gleiche klinische Bedeutung. Es gelten folgende Umrechnungsfaktoren:

- Harnstoff = Harnstoff-N × 2,14
- Harnstoff-N = Harnstoff × 0,46.

Der Harnstoff- und der Kreatininwert im Urin werden meist in Gramm pro Liter [g/l] angegeben (s. Kasten). Der Harnstoff in der Dialyselösung und im Serum wird in Milligramm pro

Deziliter [mg/dl] angegeben. Umgerechnet wird nach folgender Formel: Gramm × 1000, geteilt durch Liter × 10 ergibt mg/dl.

Beispiel

Harnstoff im Urin: 1,5 g/1,0 l
Umrechnung in mg/dl: 1500/10 = 150 mg/dl
Umrechnung in Harnstoff-N:
150 × 0,46 = 69 mg/dl

Der Harnstoffspiegel im Blut ist als mathematisch gut zu handhabende Urämiegröße definiert. Kt/V (s. a. Kap. 9.2) ist ein Index für die Harnstoffabnahme innerhalb einer bestimmten Zeit, bezogen auf das Harnstoffverteilungsvolumen (Körperwasser).

Das so genannte «kinetische Harnstoffmodell» wurde von Gotch und Sargant für die Hämodialyse entwickelt und ist auch in der Peritonealdialyse einsetzbar. Zur Berechnung der Harnstoffkinetik werden die Kt/V der Dialyse und der Restausscheidung getrennt berechnet und addiert.

K entspricht der Harnstoffeliminierung, t ist die Behandlungsdauer und V ist das Harnstoffverteilungsvolumen entsprechend dem Wassergehalt des Körpers (ca. 58 % des Körpergewichts). K errechnet sich als Produkt des D/P-Harnstoffquotienten (Harnstoff im Dialysat, dividiert durch Harnstoff im Plasma) und des Volumens des drainierten Dialysates (incl. Ultrafiltrationsmenge); t ist die Behandlungsdauer und wird in der Regel auf 1 Woche bezogen. Bei V handelt es sich um das Harnstoffverteilungsvolumen.

Als Mindestgröße für eine adäquate Hämodialyse (HD) gilt ein Kt/V von mindestens 1,2 pro Dialysesitzung, d. h. 3,6 pro Woche. Bei Patienten unter Peritonealdialyse (PD) genügt ein Kt/V, das um ein Drittel niedriger ist als bei Patienten unter HD. Erklärt wird dies damit, dass Urämiesymptome nicht von Durchschnittskonzentrationen, sondern von Spitzenkonzentrationen der Toxine abhängen. Bei der PD finden wir nicht wie bei der HD Spitzen, sondern in etwa gleichbleibende Konzentrationen der Toxine.

Die Serumkonzentration des Harnstoffs hängt u. a. von der Eiweißzufuhr ab, die sich aus dem im Dialysat und Urin erscheinenden Harnstoff berechnen lässt. Diese Eiweißabbaurate (PCR) sollte 1,2 g/kg KG/Tag betragen, die zugehörige Kt/V sollte dann bei 1,7 liegen.

Ob für stark über- oder untergewichtige Patienten dieselben Zielwerte der Harnstoff-Clearance gelten wie für normgewichtige Patienten, ist derzeit unklar. Einige Autoren favorisieren, bei der Berechnung der Kt/V für stark übergewichtige Patienten das so genannte Normalgewicht zugrunde zu legen. Die derzeitigen Qualitätssicherungsrichtlinien beziehen sich jedoch immer noch auf das tatsächliche Gewicht der Patienten.

9.5.2 Wöchentliche Kreatinin-Clearance

Kreatinin entsteht aus der Substanz Kreatin in der Muskulatur und ist als Indikator der Nierenfunktion zuverlässiger als die Bestimmung des Harnstoffs. Kreatinin wird in der Niere glomerulär frei filtriert und tubulär nicht rückresorbiert. Die Kreatinin-Clearance wird zur Abschätzung der glomerulären Filtrationsrate (GFR) berechnet. Die normale GFR beträgt 90–120 ml/min. Die Messung der GFR ist vor allem im Bereich von 50–100 % der Nierenfunktion sinnvoll, da ein Anstieg der harnpflichtigen Substanzen im Serum meist erst bei einem Absinken der GFR auf 40–50 % der Norm nachweisbar ist. Der Normwert für Kreatinin im Serum beträgt 0,6–1,2 mg/dl (60–110 µmol/l), ist für Frauen und Männer etwas unterschiedlich und variiert auch von Labor zu Labor. Allerdings kommt es bei steigenden Kreatininwerten zur tubulären Sekretion von Kreatinin, wodurch die Nierenfunktion – sofern als Kreatinin-Clearance gemessen – überschätzt wird.

Bei sehr hohen Kreatininwerten im Serum wird Kreatinin zusätzlich in variablen Mengen über den Darm ausgeschieden und damit auch extrarenal eliminiert.

Die Kreatinin-Clearance K bei der Peritonealdialyse errechnet sich nach der Formel:

$K = D/P \times V \times 7$ (Tage)

D = Dialysatkonzentration von Kreatinin im 24-Stunden-Dialysat
P = Plasmakonzentration von Kreatinin
V = Dialysatauslaufvolumen einschließlich Ultrafiltrat pro Tag.

Der D/P-Quotient spiegelt die Transporteigenschaften des Peritoneums wieder. V kann durch eine Erhöhung des Lösungsvolumens sowie der Glukosekonzentration der Lösung beeinflusst werden.

Zur exakten Bestimmung der isolierten Kreatinin-Clearance und der Kt/V werden das Dialysatauslaufvolumen und der Urin über 24 Stunden gesammelt. Die Gesamt-Kreatinin-Clearance (PD plus Nierenrestfunktion) wird auf eine Körperoberfläche (KOF) von 1,73 m^2 bezogen und muss in einem letzten Rechenschritt auf die tatsächliche Körperoberfläche umgerechnet werden. Die KOF oder BSA («body surface area») errechnet sich aus Größe und Gewicht der Patienten (s. Anhang 5). Der Zeitpunkt der Probenentnahme für das Labor ist beliebig.

Die Clearance der Nierenrestfunktion wird zur Clearance aus dem Dialysatauslaufvolumen addiert. Da Kreatinin auch tubulär sezerniert wird und die Restnierenfunktion bei alleiniger Beurteilung dieses Parameters überschätzt würde, wird neben der renalen Kreatinin-Clearance häufig auch die renale Harnstoff-Clearance gemessen, beide Werte werden addiert und durch 2 geteilt.

Die Kreatinin-Clearance sollte unter Peritonealdialyse bei adäquater Durchführung, soweit dies bislang geklärt werden konnte, möglichst 60 l/Woche erreichen.

9.6 Häufige Fehlerquellen beim Messen der Dialysequalität

Der häufigste Fehler ist sicher die unvollständige 24-Stunden-Urinsammlung. Viele Patienten lassen mit dem Stuhlgang auch Urin. Diese Menge wird nicht mitgesammelt und häufig auch verschwiegen. Die Patienten brauchen eine sehr sorgfältige Information über den exakten Zeitrahmen der Messung.

Entnehmen die Patienten die Proben aus dem Auslaufdialysat, bedürfen sie einer sorgfältigen Schulung. Es soll 1 % der Auslaufmenge entnommen werden, am besten vor dem Flush. Verwenden die Patienten z. B. hoch- und niederprozentige Lösungen, kann die Diskrepanz in der Auslaufmenge durchaus 0,6–1,0 l betragen. Dies muss bei der Abnahmemenge berücksichtigt werden. In der täglichen Praxis ist dies jedoch oft unpraktikabel und die Patienten entnehmen eine Probe mit einer 20-ml-Spritze und notieren das jeweilige Auslaufvolumen.

Ein weiterer Fehler ist die Abnahme von Dialysatproben nach dem Flush oder dem Ablassen des unverbrauchten Dialysates in die Auslaufbeutel bei der APD. Auch hier besteht die Gefahr der Fehlmessung. Die Probe darf nur aus dem Dialysat entnommen werden, das auch intraperitoneal zirkuliert ist. Die Spülflüssigkeit vor dem Anschluss und das Entleeren der restlichen Dialyselösungen nach dem Abschluss müssen separat erfolgen. Die z. B. einem zusätzlichen Tagbeutel entnommene Probe muss im richtigen Verhältnis zum Gesamtauslauf gemischt werden.

Weitere Störgrößen beim Berechnen der Behandlungsqualität sind:

- unzureichende Berücksichtigung einer Überwässerung
- Alter
- Mangelernährung und
- Übergewicht.

9.7 Einfluss der Restnierenfunktion auf die PD-Effektivität

Bei der Peritonealdialyse wird die Effektivität der Behandlung aus dem im Auslaufdialysat und im Urin erscheinenden Harnstoff und Kreatinin berechnet. Generell muss zwischen der Restausscheidung, also dem Urinvolumen, und der Rest-Clearance oder residualen Nierenfunktion differenziert werden. Die bloße Menge des Urins sagt nichts über die Entgiftungsfunktion aus. Mit der Rest-Clearance wird die glomeruläre Filtrationsrate (GFR), d.h. die Harnstoff- und Kreatininelimination gemessen. Eine GFR von 1 ml/min entspricht ca. 10 l Kreatinin-Clearance pro Woche. Bei einem Zielwert von 60 l/Woche bedeutet dies doch eine wesentliche renale Entgiftungsleistung. Der Rest-Clearance wird bei der Peritonealdialyse große Bedeutung beigemessen. Patienten mit höherer Restausscheidung scheinen eine geringere Sterblichkeit und Erkrankungshäufigkeit aufzuweisen. Neben der medizinischen Bedeutung hat die Restausscheidung auch einen positiven psychologischen Effekt.

Patienten mit guter Restausscheidung (> 1,0 l/d) profitieren doppelt: Über die Nieren findet zum Teil noch eine Entgiftung und gleichzeitig eine Entwässerung statt. Somit können Patienten mit hoher renaler Restfunktion meist auf den Einsatz höherprozentiger Glukoselösungen mit den bekannten Nachteilen, wie Gewichtszunahme, Sättigungsgefühl und Veränderung des Peritoneums, verzichten. Darüber hinaus sind die diätetischen Auflagen bei diesen Patienten (Trinkmenge, Zufuhr von Obst und Gemüse etc.) meist deutlich geringer.

9.7.1 Anpassen der Trinkmenge an die Restausscheidung

Die Patienten werden instruiert, ihre Urinmenge regelmäßig zu messen und ihre Trinkmenge entsprechend anzupassen. Generell gilt es, den Einsatz höherprozentiger Glukoselösungen möglichst gering zu halten. Alle Patienten sollten geschult werden, die Symptome einer Überwässerung zu erkennen und die Therapie entweder selbstständig oder in Absprache mit dem Behandlungsteam entsprechend anzupassen. Eine konstante Volumenüberladung erhöht die Gefahr der arteriellen Hypertonie bzw. einer linksventrikulären Hypertrophie mit der Gefahr vermehrter kardiovaskulärer Risiken und muss daher vermieden werden.

9.7.2 Erhalt der Restnierenfunktion

Aus vielen Untersuchungen kennt man Faktoren, die mit einem Nachlassen der Nierenrestfunktion verknüpft sind. Ob eine Beeinflussung dieser Faktoren tatsächlich zur Stabilisierung bzw. Aufrechterhaltung der Restnierenfunktion führt, ist gegenwärtig noch unklar. Im Folgenden werden diese Faktoren und ihre Beeinflussbarkeit dargestellt:

- *Bluthochdruck:* Der Patient wird über die Bedeutung des Blutdrucks und die Wirkungsweise der Blutdruckmedikamente geschult und beraten. Er sollte Abweichungen kennen und bewerten können und bei Bedarf Rücksprache mit dem Arzt halten. Zur Schulung gehören auch die nichtmedikamentösen Maßnahmen zur Blutdruckeinstellung, wie verminderte Kochsalzzufuhr, Entspannungsübungen, Gewichtsreduktion bei Übergewicht, Senkung des Alkoholkonsums, körperliche Aktivität und vor allem Ausdauertraining sowie das Einstellen des Rauchens.
- *Vermeiden intravenöser und intraarterieller Röntgenkontrastmittel:* Lange Zeit wurde sehr streng auf die Vermeidung von Röntgenkontrastmitteln bei Dialysepatienten mit Nierenrestfunktion hingewiesen. Neuere Untersuchungen belegen jedoch, dass der Einfluss mäßiger Mengen an Röntgenkontrastmittel, wie sie z.B. für eine Herzkatheteruntersuchung oder die Darstellung der Beingefäße erforderlich sind, keinen negativen Einfluss auf den Verlauf der Nierenrest-

funktion unter Peritonealdialyse haben. Vor diesem Hintergrund darf einem Patienten eine Röntgenkontrastmittel – geführte Untersuchung auch nicht mit dem Argument einer möglicherweise nachlassenden Restausscheidung vorenthalten werden. Auch die intraperitoneale Gabe geringer Kontrastmittelmengen scheint nicht zu einer Verschlechterung der Nierenrestfunktion zu führen.

Die oral zur Darstellung von Speiseröhre, Magen und Dünndarm sowie rektal zur Darstellung des Kolons applizierten Kontrastmittel sind bariumsulfathaltig, gelangen nicht in die Zirkulation und sind nicht nephrotoxisch.

- *Vermeidung nichtsteroidaler Antiphlogistika* («Rheumamittel» wie Diclofenac, Ibuprofen etc.) *und anderer nephrotoxischer Substanzen* (z. B. bestimmte Antibiotika wie Gentamycin).

9.7.3 Messung der Restnierenfunktion

Die häufigste im klinischen Alltag verwendete Methode ist die Messung der gemittelten Harnstoff- und Kreatinin-Clearance. Eine korrekte Urinsammlung und die tubuläre Sekretion des Kreatinins sind Faktoren, welche die Kreatinin-Clearance störanfällig machen. Während bei einer inkompletten Urinsammlung die Kreatininausscheidung und somit die wirkliche GFR unterschätzt wird, kann aufgrund der tubulären Kreatininsekretion bei fallender GFR die Restnierenfunktion überschätzt werden.

Da Kreatinin im Tubulussystem sezerniert und Harnstoff dort reabsorbiert wird, erlaubt der Mittelwert aus Kreatinin- plus Harnstoff-Clearance eine bessere Einschätzung der GFR.

Unabhängig vom verwendeten Verfahren sind wiederholte Messungen der Clearance wichtig, um den Verlauf der Restnierenfunktion zu dokumentieren.

9.8 Qualitätssicherung bei Peritonealdialyse

Seit einigen Jahren ist die Qualitätssicherungsrichtlinie Dialyse für alle Vertragsärzte in Deutschland bindend. Bezüglich der Stammdatendokumentation, der Behandlungsparameter und der individuellen Labordaten der Patienten gibt es zwischen Hämodialyse und Peritonealdialyse nur wenige Unterschiede. In den für 2013 konzipierten Änderungen wird die Dokumentation von Komplikationen (z. B. Peritonitisfrequenz) für die Qualitätssicherung verpflichtend. Als so genanntes Auffälligkeitskriterium gilt allerdings nur noch das Erreichen der Wochen-Kt/V (> 1,7). Die Berechnung des Harnstoffverteilungsvolumens erfolgt dabei nach der Watson-Formel. Der Hämoglobinwert der Patienten wird zwar weiterhin verpflichtend dokumentiert, gilt aber nicht mehr als Auffälligkeitskriterium, das heißt, auch Patienten, die einen Wert von 10,0 mg% Hämoglobin unterschreiten, gelten nicht mehr als auffällig.

10 Die apparative Peritonealdialyse

Die apparative Peritonealdialyse (APD) ist eine Erweiterung des therapeutischen Angebots und ein Oberbegriff für alle PD-Arten, die mit Hilfe eines programmierbaren Gerätes (Cycler) durchgeführt werden. Der Cycler steuert den Einlauf, die Verweildauer, den Auslauf und das Füllvolumen und dialysiert so den Patienten – meist im Schlaf (s.a. Kap. 8.6). Die Behandlungsprogramme für den Cycler werden auf einer Chipkarte programmiert, sodass der Patient abends nur sein individuelles Programm wählen muss. Auch die Dokumentation der Behandlung erfolgt auf der Chipkarte. Alle Geräte bieten jedoch dem Patienten die Möglichkeit der individuellen Abweichung vom verordneten Behandlungsregime. Der Patient ist während der gesamten Cycler-Therapie mit dem Schlauchsystem verbunden, kann sich jedoch bei Bedarf mit Hilfe eines speziellen Adapters während der Behandlung ab- und wieder anschließen. Inzwischen bieten alle Firmen ihre glukosehaltigen Dialyselösungen in pH-neutralen Doppelkammerbeuteln mit 3 l bzw. 5 l für die APD an. Die Erwärmung der Dialyselösung erfolgt systemabhängig.

10.1 Indikationen der APD

Die apparative Peritonealdialyse hat folgende Indikationen:

- ungenügende Ultrafiltration, z.B. bei einem schnellen Transporter
- Komplikationen durch erhöhten intraabdominellen Druck, z.B. Leckagen und Hernien
- Unselbstständigkeit, z.B. Behandlung durch Angehörige in der Kinderdialyse oder bei der assistierten Peritonealdialyse (s. Kap. 8.6)
- Wunsch des Patienten.

Bevor ein Patient mit der APD behandelt wird, sollten die Transporteigenschaften des Peritoneums berechnet werden, da diese Behandlungsmethode nicht für jeden Patienten uneingeschränkt geeignet ist. Darüber hinaus sollten alle Patienten, die eine APD durchführen, geschult und in der Lage sein, eine CAPD durchzuführen.

10.2 APD-Verfahren

Unterschiedliche Verfahren der APD sind:

- kontinuierliche zyklische Peritonealdialyse (CCPD)
- nächtliche intermittierende Peritonealdialyse (NIPD)
- TIDAL-Dialyse (nach dem Prinzip von Ebbe und Flut)
- intermittierende Peritonealdialyse (IPD).

10.2.1 Kontinuierliche zyklische Peritonealdialyse

Die kontinuierliche zyklische Peritonealdialyse (CCPD) ist die am häufigsten eingesetzte

APD-Methode. Nachts wird der Patient mit 10–15 l Dialyselösung entgiftet und entwässert, tagsüber verbleiben 1,5–2 l Dialyselösung aus dem Gesamtvolumen der Nacht in der Bauchhöhle und sorgen für weitere Entgiftung **(Abb. 10-1)**. Diese Methode kann bei allen Patienten mit schnellen und durchschnittlichen Transporteigenschaften eingesetzt werden.

Die verordnete Dialysezeit am Cycler lässt sich optimieren. Über einen zusätzlichen Adapter drainiert sich der Patient z. B. abends um 19.00 Uhr 2 l aus dem Nachtvolumen in die Bauchhöhle und schließt sich wieder vom Gerät ab. Wenn er z. B. um 23.00 Uhr zu Bett geht, schließt er sich wieder an das Gerät an und führt die Behandlung fort. Der Vorteil dieses Vorgehens besteht darin, dass sich die Dialysezeit verlängert und damit die Dialysequalität verbessert, ohne dass der Patient länger an der Maschine verweilt oder ein höheres Gesamtvolumen an Dialyselösung erforderlich wird.

10.2.2 Nächtliche intermittierende Peritonealdialyse

Die nächtliche intermittierende Peritonealdialyse (NIPD) unterscheidet sich von der CCPD dadurch, dass der Bauch tagsüber leer ist. Dieses Verfahren kommt vor allem bei Patienten mit schnellen Transporteigenschaften («high transporter») zum Einsatz, die noch eine gute Nierenrestfunktion haben.

10.2.3 TIDAL-Dialyse

Bei der TIDAL-Dialyse werden nach dem Prinzip von Ebbe und Flut (Tide) über Nacht sehr große Volumina (bis zu 20 l) ausgetauscht. Zu Beginn wird ein größeres Füllvolumen (2,5–3,0 l) in den Peritonealraum eingegeben. Von diesem Volumen wird dann zyklisch eine Teilmenge (Tidalvolumen) durch neue Dialyselösung ersetzt **(Abb. 10-2)**.

Nach einer gewissen Anzahl (z. B. 5, s. Kasten) derartiger Tidalzyklen kann ein kompletter Auslauf stattfinden und eine weitere Hauptbefüllung mit anschließenden Tidalzyklen eingeleitet werden. Alternativ kann man auch während der gesamten Dialysezeit «durchtideln». Durch den Wegfall der kompletten Auslaufzeiten verlängert sich die effektive Dialysezeit, außerdem kann pro Nacht ein größeres Volumen an Dialyselösung eingesetzt werden. Die TIDAL-Dialyse wird bei Patienten mit schnellen Transporteigenschaften und bei Patienten mit Auslaufschmerzen oder -problemen eingesetzt. In letzterem Fall wird ein TIDAL-Volumen von z. B. 80 % oder 90 % eingegeben, sodass kurz vor der vollständigen Entleerung der Bauchhöhle eine weitere Befüllung erfolgt und der Schmerz bzw. Alarm bei ungenügendem Auslauf ausbleibt. Die erwartete Ultrafiltrationsmenge wird einprogrammiert und pro Auslaufzyklus anteilmäßig mitdrainiert.

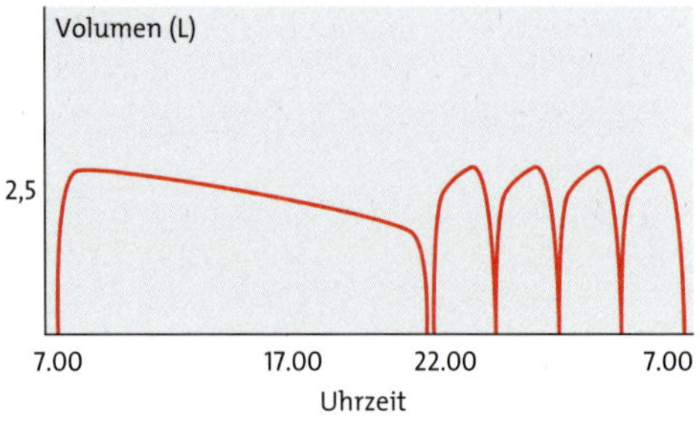

Abbildung 10-1: Flussprinzip der kontinuierlichen zyklischen Peritonealdialyse (CCPD)

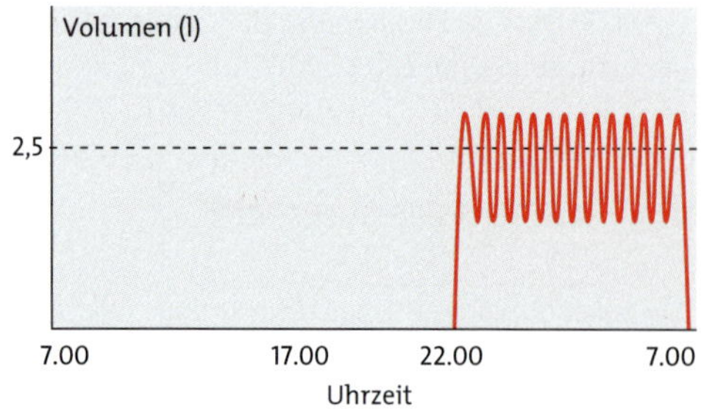

Abbildung 10-2: Flussprinzip der Tidal-Dialyse

Beispiel

Erwartete Ultrafiltration: 1,5 l – Anzahl der Zyklen: 10. Pro Zyklus würden dann zusätzlich zum Auslaufvolumen von z. B. 80 % des Einlaufvolumens noch 150 ml Ultrafiltrat in den Auslauf drainiert. Beim letzten Auslauf wird die Bauchhöhle vollständig entleert. Die Programmierung des erwarteten Ultrafiltrationsvolumens wird regelmäßig anhand der tatsächlichen Ultrafiltration angepasst.

10.2.4 Intermittierende Peritonealdialyse

Bei der intermittierenden Peritonealdialyse (IPD) kommt der Patient 3-mal pro Woche in die Klinik oder Ambulanz. In 8–10 Stunden Dialysezeit werden bis zu 40 l Dialyselösung ausgewechselt. Es handelt sich im Gegensatz zur CCPD um ein intermittierendes Verfahren. Die für eine adäquate Dialyse erforderliche Clearance ist ohne eine gute Restausscheidung nur schwer zu erreichen. Die IPD bietet andererseits Patienten die Möglichkeit, die Peritonealdialyse fortzusetzen, wenn sie nicht mehr in der Lage sind, diese Therapie selbstständig durchzuführen oder eine Hämodialyse aus medizinischen Gründen nicht in Frage kommt. Für diese Patienten sind PD-Zentren mit versierten Fachpflegekräften notwendig, die ihnen sowohl menschlich als auch fachlich zur Seite stehen. Ein wohnliches Behandlungszimmer mit mehreren Behandlungsplätzen ermöglicht diesen Patienten ein Leben mit der Dialyse nach ihrer Wahl. Dieses Verfahren kommt aufgrund seiner nur mäßigen Effektivität und der hohen Behandlungskosten eher selten zum Einsatz und wird von vielen Nephrologen als unwirtschaftlich und ineffektiv abgelehnt.

10.3 Technische Probleme

Technische Defekte am Cycler können zur Überbrückung eine kurzfristige Umstellung auf eine kontinuierliche ambulante Bauchfelldialyse (CAPD) erfordern. Daher sollte jeder neue PD-Patient mit der CAPD sicher umgehen können und erst später bei Bedarf auf die apparative Peritonealdialyse (APD) umgestellt werden.

Treten bei der nächtlichen APD technische Probleme auf, die nicht unmittelbar und einfach gelöst werden können, so ist eine Beendigung der Behandlung angemessen. Der Patient überprüft die aktuelle Behandlungsphase, schließt sich vom Gerät ab und setzt die Behandlung am folgenden Morgen zur Überbrückung als CAPD fort. Voraussetzung für dieses unkomplizierte Vorgehen bei Komplikationen ist ein ausreichender Vorrat an CAPD-Material. In jedem Fall muss der Patient am nächsten Morgen Kontakt mit seinem Dialysezentrum aufnehmen.

10.4 APD, Körperposition und Clearance

Da der intraperitoneale Druck im Liegen niedriger ist, tolerieren viele Patienten höhere Füllvolumina und in der Folge eine gesteigerte Clearance und/oder Ultrafiltration. Darüber hinaus ist die Gefahr von Rezidivhernien besonders bei Patienten, die zu Hernien neigen, bei diesem Verfahren geringer. Allerdings hat auch die Verbesserung der Clearance und Ultrafiltrationsleistung bei der APD ihre Grenzen. Eine beliebige Verkürzung der Verweilzeit mit Erhöhung des Gesamtdialysatumsatzes führt nicht zu einer adäquaten weiteren Steigerung von Clearance und Ultrafiltration. Oft ist hinsichtlich der Clearance und Ultrafiltration eine Beschränkung auf wenige hochvolumige Dialysatwechsel günstiger.

10.5 Optimierung der apparativen Peritonealdialyse

Die Technik der *adaptierten apparativen Peritonealdialyse* wurde von Professor Fischbach entwickelt und wird zurzeit von der Firma

Fresenius propagiert. Durch Variieren des Füllvolumens und der Glukosekonzentration sollen sowohl die Ultrafiltration als auch die Clearance optimiert werden. Die Zyklen werden unterschiedlich programmiert: die ersten Zyklen z. B. mit kleinem Volumina (1000–1500 ml), höherprozentiger Glukosekonzentration und kurzer Verweilzeit (20–30 min), die folgenden Zyklen mit großem Volumen (bis 3 l), niedrigprozentiger Glukosekonzentration und langer Verweilzeit. Auf diese Weise lässt sich in den ersten Zyklen eine ausgezeichnete Ultrafiltration und in den folgenden eine verbesserte Entgiftungsleistung erzielen. Eine Leistungssteigerung ist von den individuellen Transporteigenschaften abhängig und muss nach einer Testphase sorgfältig bewertet werden. Diese differenzierte Programmierung ist nicht mit allen Maschinen möglich. Der Stellenwert dieser Behandlungsmethode ist noch nicht abschließend beurteilbar.

Patienten, die wegen Ultrafiltrationsproblemen (schneller oder durchschnittlich schneller Transporttyp) auf die APD umgestellt werden, haben mit der langen Verweildauer der Dialyselösung während des Tages meist Ultrafiltrationsprobleme. Vom morgendlichen Einlaufvolumen läuft abends evtl. nur die Hälfte wieder aus. Um diese Patienten dennoch ausreichend zu dialysieren, muss das Dialyseregime angepasst werden. Unter Umständen sind ein bis zwei zusätzliche Beutelwechsel bei Tage oder der Einsatz polyglukosehaltiger Lösungen erforderlich.

Glukosepolymerlösungen (s. Kap. 3.2) (Extraneal®) sind Stärkelösungen, die aufgrund ihrer kolloidosmotischen Eigenschaften Flüssigkeit binden und so vor allem bei langen Verweilzeiten zu einer guten Ultrafiltration führen. Eine Reihe von Patienten mit Ultrafiltrationsversagen Typ 1 (Kap. 15.24.1) profitiert von der Verwendung dieser Lösung während der langen Verweilzeit. Nach der Umstellung von der CAPD auf eine APD-Methode sollte die Effektivität der Behandlungsmethode erneut berechnet werden. Sind die Ergebnisse nicht ausreichend, wird das Behandlungsverfahren entsprechend angepasst.

Kombinationen von APD und CAPD sind in den verschiedensten Variationen möglich, wobei die jeweilige Lösung den Bedürfnissen und medizinischen Erfordernissen des Patienten angepasst wird.

11 Beratung, Schulung und ambulante Betreuung

In vielen Bereichen der Medizin, z. B. für Patienten mit Diabetes, Asthma und Stoffwechselkrankheiten, haben Patientenschulungen bereits ihren Nutzen erwiesen. Für den Bereich der Dialyse gibt es in Deutschland bislang keine standardisierten Schulungskonzepte. Nur Patienten unter Heimhämodialyse und Peritonealdialyse erhalten derzeit eine strukturierte Unterweisung.

Vor allem Erfahrungen aus anderen Ländern zeigen, dass sich durch strukturierte Schulungen sowohl Komplikationen während der Dialyse als auch die Zahl von Klinikaufenthalten verringern lässt. Damit gewinnt die Patientenschulung in Zeiten begrenzter Ressourcen auch eine wirtschaftliche Dimension.

Im Vordergrund eines Schulungskonzepts steht ein neues Rollenverständnis: Paternalistische Fürsorge durch den Arzt und das Pflegepersonal dem Patienten gegenüber weicht einem partnerschaftlichen Verhältnis, in dem der Patient vom therapeutischen Team geschult und beraten wird. Das Verfahren wird den Bedürfnissen des Patienten angepasst und nicht umgekehrt.

Bei der Schulung des Patienten mit Peritonealdialyse geht es nicht nur um das «Handling», z. B. des Beutelwechsels, und um das für eine eigenverantwortliche Heimbehandlung nötige medizinische Wissen. Ziel ist auch, Komplikationen durch Selbstbeobachtung und umfassendes Wissen zu vermeiden und ggf. entsprechend zu managen. Die besondere Herausforderung für den Trainer besteht auch darin, zusammen mit dem Patienten herauszufinden, welche Veränderungen die Heimbehandlung für ihn bedeuten und welche Möglichkeiten er hat, sie in seinen privaten und beruflichen Alltag zu integrieren.

Beratung und Schulung sind fortlaufende Prozesse. Manche Probleme zeigen sich erst im Laufe der Zeit zu Hause, manche Umstände des Patienten, wie z. B. der Gesundheitszustand, die berufliche und/oder private Situation, ändern sich während der Behandlungszeit.

Eine kontinuierliche Begleitung durch das nephrologische Team unterstützt den Patienten und seine Angehörigen dabei, die Behandlung den sozialen, beruflichen und medizinischen Ansprüchen und Vorstellungen anzupassen.

Bisherige Erfahrungen haben gezeigt, dass Zentren, die neu mit der Peritonealdialyse beginnen, versuchen sollten, die Anzahl ihrer Patienten möglichst rasch zu steigern. Nur bei ausreichender Patientenzahl bekommt ein Peritonealdialysezentrum genügend Erfahrung im Umgang mit allen relevanten Belangen und kann eine gute Behandlungsqualität erreichen. Und nur bei ausreichender Patientenzahl ist es auch wirtschaftlich möglich, das Training und die ambulante Betreuung durch speziell geschulte Fachpflegekräfte zu gewährleisten.

Das Training der Patienten kann sowohl ambulant als auch stationär durchgeführt werden. Die Entscheidung darüber wird der aktuellen Situation des jeweiligen Patienten angepasst. Wünschenswert ist, dass jeder Patient von einer Pflegekraft durch den gesamten

Schulungsprozess begleitet wird, und zwar idealerweise schon ab dem Beratungsgespräch. Eine kontinuierliche Bezugsperson erleichtert dem Patienten die Anfangsphase seiner chronischen Dialyse, in der er sich täglich mit neuen Sachverhalten auseinandersetzen muss.

11.1 Phasen des Trainings in Peritonealdialyse

Das Peritonealdialysetraining hat vier Phasen:

1. Information und Beratung
2. die Vorbereitungszeit
3. das Training
4. ambulante Betreuung des Patienten und pflegerische Rufbereitschaft (s. a. Kap. 11.3).

11.1.1 Information und Beratung

Ziel des Beratungsgesprächs ist es, dem Patienten bei der Entscheidungsfindung zu helfen. In dieser Krankheitsphase ist es meist nicht möglich, den Patienten über alle Aspekte der Peritonealdialyse oder der Hämodialyse zu informieren. Die beratende Pflegekraft muss sich vor dem Gespräch informieren, welches Verfahren der Nephrologe dem Patienten empfohlen hat und die Krankengeschichte des Patienten lesen. Angehörige sollten die Möglichkeit haben, an diesem Gespräch teilzunehmen. Jedes Beratungsgespräch wird zeitlich und fachlich geplant und professionell durchgeführt.

Das Gespräch sollte ungestört in einem separaten Raum stattfinden. Die Methode des aktiven Zuhörens ist hilfreich, um sich auf die Situation und die Sichtweise des Patienten, seine Fragestellungen, Möglichkeiten und Ziele einzulassen.

Oft fällt es dem Patienten schwer, eine Entscheidung zu treffen, weil er deren Folgen nicht absehen kann. Wichtig ist die Information, dass ein Wechsel zwischen den Verfahren möglich ist. In manchen Fällen mag es hilfreich sein, dem Patienten anzubieten, eine medizinische und pflegerische Empfehlung mitzutragen. Allerdings muss er wissen, dass eine Abweichung von der Empfehlung selbstverständlich akzeptiert wird. In einen Beratungskonflikt kommen ja nur die Patienten, die auch eine Wahl haben. Auch ein Gespräch mit einem anderen Patienten unter Peritonealdialyse ist bei der Entscheidungsfindung sehr hilfreich. Die praktischen «gelebten» Erfahrungen haben meist einen wesentlichen Einfluss auf die Entscheidung.

Folgende Fragen helfen dem Patienten bei der Suche nach der «richtigen» Entscheidung und der beratenden Pflegekraft beim Beurteilen seiner Eignung zur Selbstbehandlung mit Peritonealdialyse:

- Wo steht der Patient gerade in der Krankheitsbewältigung?
- Wie fühlt er sich?
- Was hat er schon über Peritonealdialyse gehört, kennt er evtl. einen Patienten unter PD?
- Was befürchtet er durch die Krankheit, z. B. in Bezug auf den Beruf, die Familie und sich selbst?
- Wie ist der Patient sozial eingebunden? Wer lebt z. B. mit im Haushalt: der Partner/die Partnerin und/oder Kinder? Ist er alleinstehend?
- Wie wohnt der Patient?
- Wo könnte er innerhalb der Wohnung oder des Hauses seine Wechsel durchführen?
- Ist Platz zur Lagerung des Materials vorhanden?
- Wie könnte er die Wechsel in das tägliche Leben integrieren? Wie verliert er am wenigsten Lebensqualität? Wann erfolgt z. B. der erste Wechsel, wann und wo am Arbeitsplatz, wann und wo bei Familienfesten etc.?
- Leben Haustiere im Haushalt?
- Welchen Beruf übt der Patient aus?
- Wie ist die Feinmotorik des Patienten? Kugelschreiberprobe: Lassen Sie den Patienten einen Kugelschreiber aufschrauben.
- Wie ist das Sehvermögen des Patienten?
- Wie ist die Auffassungsgabe des Patienten einzuschätzen?

- Wer könnte die Wechsel durchführen, wenn der Patient einmal nicht in der Lage dazu sein sollte und wie lange wäre dies gewährleistet?

Während der Beratung informiert die Pflegekraft den Patienten über folgende Punkte:

- Prinzip der Peritonealdialyse
- Beutelwechsel (Demonstration)
- Ablauf des PD-Trainings
- stationärer Aufenthalt mit Katheterimplantation
- ambulante Betreuung und Bereitschaftsdienst
- soziale Belange
- Lagerhaltung, Materialbestellung und Müllentsorgung (ggf. Hausbesuch)
- Kontaktvermittlung mit einem erfahrenen Patienten unter Peritonealdialyse.

Die Reihenfolge der Punkte richtet sich nach dem Gesprächsverlauf. Unter Umständen kann auch ein zweiter Gesprächstermin sinnvoll sein, bevor der Patient die endgültige Entscheidung treffen kann. Die Industrie bietet sehr viele Informationsbroschüren und Videos zur Peritonealdialyse an. Diese können den Patienten zum Eigenstudium angeboten werden, ersetzen aber auf keinen Fall die ausführliche persönliche Beratung und Aufklärung.

Nach dem Gespräch dokumentiert die Pflegekraft ihre Einschätzung der Eignung des Patienten zur Durchführung der Peritonealdialyse und informiert den behandelnden Nephrologen.

11.1.2 Die Vorbereitungszeit

In der Zeit vor Einleitung der Dialysebehandlung kann der Patient in vereinbarten Abständen ambulant zur präterminalen Schulung einbestellt werden. Mögliche Themen:

- manuelles Training des Beutelwechsels an einer Übungsschürze. Der Patient kann sich dadurch schon vor Beginn der Peritonealdialyse mit den Materialien und deren Handhabung vertraut machen.
- Beantworten von Fragen, die den Patienten beschäftigen
- Besprechen der Katheterimplantation
- Demonstration des Katheters
- Vorbereitung der Operation und
- postoperative Versorgung.

Beachte!

Die Lernsituation und Konzentrationsfähigkeit des Patienten unmittelbar vor Einleitung des Verfahrens und unmittelbar postoperativ können durch die Urämie und postoperative Beschwerden stark beeinträchtigt sein. Dies wird jedoch teilweise durch seine Motivation aufgewogen, die Behandlung baldmöglichst selbstständig und unabhängig zu Hause durchführen zu können.

Wenn sich der Patient stationär zur Katheterimplantation in der Klinik befindet, kann das Training auch dort durchgeführt werden.

11.1.3 Das Training

Die Dauer des Trainings richtet sich nach dem Patienten, seiner aktuellen physischen, mentalen und psychischen Befindlichkeit. Bei der Planung der individuellen Trainingsziele sollten folgende Punkte berücksichtigt werden:

- Was muss der Patient in der geplanten Trainingszeit erlernen?
- Was kann auf spätere Ambulanztermine verschoben werden?
- Was ist für diesen Patienten nicht unbedingt wichtig?

Die Ziele des Trainings werden den Fähigkeiten und Fertigkeiten des Patienten angepasst. Das Alter des Patienten, seine Lernfähigkeit und die Phase der Krankheitsbewältigung werden berücksichtigt.

Im günstigsten Fall nutzt die Pflegekraft verschiedene Medien zur Schulung, so kann ein kurzes Video, z. B. über die Lage des Katheters im Bauchraum, eindrucksvoller sein als viele Erklärungen. Teilweise bieten auch Pharmafirmen für PD-Bedarf gutes Bildmaterial an.

Beutelwechsel und Händedesinfektion werden dem Patienten unmittelbar und praxisnah demonstriert. Die Fachpflegekraft, die das Training durchführt, hat Vorbildfunktion für den Patienten und muss sich dieser Bedeutung bewusst sein.

Selbstverständlich werden alle Trainingsinhalte und deren Vermittlung dokumentiert.

11.1.3.1 Vor der Entlassung in die Heimdialyse

Jedes Training wird mit einem Hausbesuch der Pflegekraft abgeschlossen. Sie wird den Arbeitsplatz gemeinsam mit dem Patienten einrichten, das Lager für die PD-Materialien überprüfen und dem Patienten Sicherheit bei der Durchführung der ersten Peritonealdialyse daheim geben. Es sollte ausreichend Zeit für Fragen der Familienangehörigen eingeplant werden. Bei diesem Erstbesuch erkennt die Pflegekraft ggf. die Notwendigkeit für Veränderungen in der häuslichen Umgebung und muss diese taktvoll und geschickt mit dem Patienten besprechen. Auch über den Hausbesuch sollte ein Protokoll für die Ambulanzakte erstellt werden.

11.1.3.2 Training und Nachschulung

Das Training eines Patienten unter Peritonealdialyse ist ein fortlaufender Prozess und regelmäßige Nachschulungen bzw. Gespräche sind ein Garant für eine erfolgreiche und komplikationsarme Selbstbehandlung.

Zu Beginn benötigt der Patient aufgrund einer ausreichenden Restnierenfunktion vielleicht noch keine höherprozentigen Dialyselösungen und wird ein Training über die Wirkungsweisen verschiedener Glukoselösungen daher nicht für wichtig halten. Er braucht diese Schulung erst, wenn die Nierenrestfunktion abnimmt und das Trinkverhalten angepasst werden muss. Eine Wiederholung des Themas der Exit-Pflege ergibt sich z. B. aus der Beobachtung des Exits und des Verbandes im Rahmen der Ambulanz.

Eine PD-Schulung ist nie abgeschlossen. Der Schulungserfolg und die Umsetzung des Gelernten bedürfen immer wieder der verständnisvollen und klugen Bewertung durch die betreuende Pflegekraft.

In **Tabelle 11-1** wird das Ausbildungsprotokoll für Patienten unter Peritonealdialyse wiedergegeben. **Tabelle 11-2** ist ein Auszug aus der Patientenschulung mit dem Thema Wasserbilanz.

11.1.4 Ambulante Betreuung

Eine Woche nach der Entlassung – bei Bedarf auch früher – erfolgt die erste ambulante Kontrolle durch den Nephrologen und die nephrologische Pflegekraft. Hier hat der Patient Gelegenheit, seine ersten Erfahrungen mit der Peritonealdialyse zu schildern und Fragen zu stellen. Danach folgen die Kontrollen – bei problemlosem Verlauf – in zunehmenden Abständen von 4–6 Wochen.

Für die ambulante Betreuung empfiehlt es sich, im Zentrum bzw. in der Praxis einen separaten Raum einzurichten.

Auf Wunsch des Patienten sollten die Partner und/oder betreuenden Familienmitglieder bzw. Kinder an der Ambulanz teilnehmen und einbezogen werden.

Chronisch kranke Menschen sind meist sehr dankbar für eine Kontinuität in der Behandlung. Dazu gehören auch dem Patienten vertraute Ärzte und Pflegekräfte in der ambulanten Betreuung.

Im Rahmen der Ambulanz werden folgende Themen besprochen:

- Gewichtsverlauf und Dialyseregime
- Blutdruckeinstellung
- Medikamente
- Laborwerte
- Restnierenfunktion
- psychosoziale Themen.

Tabelle 11-1: Ausbildungsprotokoll für Patienten unter Peritonealdialyse (HZ = Handzeichen der Pflegekraft)

Thema	Besprochen	Verstanden	Selbstständig durchgeführt	HZ
Prinzip der Peritonealdialyse (PD)				
Wasserbilanz				
Beutelwechsel				
Verbandwechsel				
Verhalten bei Zwischenfällen/ Komplikationen				
Blutdruckkontrolle				
Ernährung				
Medikamente				
Verhalten bei chirurgischen Eingriffen				
Bedeutung von Laborwerten				
Grundkrankheit, Auswirkung auf die Behandlung				
Begleiterkrankungen				
Weitere PD-Verfahren				
Kontrolle der Effektivität				
Fußpflege bei Diabetikern				
Urlaub, Sport, Sexualität				
Dokumentation/Schriftwechsel				
Beratungsstellen				

Während der ambulanten Betreuung erfolgen:

- Blutentnahme
- Blutdruckmessung
- Besprechung der Medikamente
- Besprechung des Dialyseregimes
- Gewichtskontrolle
- Exit- und Tunnelkontrolle
- Planung und Koordination der notwendigen Voruntersuchungen für eine evtl. Nierentransplantation
- Fußambulanz bei Diabetikern
- ggf. Nachschulung.

In regelmäßigen Abständen werden folgende Untersuchungen geplant und durchgeführt:

- EKG
- Röntgen-Thorax
- Oberbauchsonographie
- Kontrolle der Effektivität der Peritonealdialyse

Tabelle 11-2: Auszug aus der Patientenschulung (Muster) – Thema: Wasserbilanz

Feinziele	Inhalte
Der Patient kennt die Symptome der Überwässerung.	• Bluthochdruck • Gewichtszunahmen • Flüssigkeitsansammlung im Gewebe
Der Patient kennt die Symptome bei zu wenig Flüssigkeit im Körper.	• niedriger Blutdruck • trockene Haut • Gewichtsabnahmen • Krämpfe in den Unterschenkeln
Der Patient kennt die Bedeutung der Kochsalzreduzierung bei Überwässerung und den Zusammenhang zwischen erhöhtem Blutdruck und Flüssigkeitszufuhr.	• salzhaltige Speisen • Fertiggerichte • Blutdruckbeurteilung
Der Patient kennt den Zusammenhang zwischen den verschiedenen Dialyselösungen und Wasserentzug und kann die Therapie entsprechend mitgestalten.	• 1,5-, 2,3-, 4,25%ige Lösungen bzw. • 1,36-, 2,27-, 3,86%ige Lösungen • Extraneal®
Der Patient kennt die Transporteigenschaften seines Bauchfells und die optimalen Verweilzeiten höherprozentiger Dialyselösungen.	• schneller Transporter • schneller durchschnittlicher Transporter • langsamer durchschnittlicher Transporter und • langsamer Transporter
Der Patient kennt die Bedeutung der eigenen Urinausscheidung für die Wasserbilanz.	• bessere Entgiftung und Entwässerung • weniger Einsatz höherprozentiger Lösungen • geringere Glukosebelastung
Der Patient kennt die Medikamente und ihre Wirkungsweise zur Verbesserung der Urinausscheidung und kontrolliert regelmäßig die Urinmenge.	• Furosemid, Torasemid • Einnahmezeiten • Urinmenge < 200 ml: Absetzen der Medikamente • Messung: 1-mal pro Monat
Der Patient kennt die Gefahren und Risiken, die die Restfunktion verschlechtern.	• einige Analgetika • hoher Blutdruck • Kontrastmittel • zu niedrige Trinkmenge • einige Antibiotika

- peritonealer Äquilibrationstest (PET)
- bakteriologischer Abstrich der Nasenschleimhaut
- Überleitungswechsel.

Zur pflegerischen Rufbereitschaft siehe Kapitel 11.3.

11.2 Die Pflegeambulanz

Besonders bei älteren Patienten hat sich eine Pflegeambulanz sehr gut als Ergänzung zur medizinischen Ambulanz bewährt. Ziel der Pflegeambulanz ist es, dem Patienten eine intensive Nachschulung anzubieten, die sich an seinem

Wissensstand und seinen Fähigkeiten orientiert und z. B. folgende Inhalte haben kann:

- Ergänzung und Vertiefung der Trainingsinhalte
- Überprüfung der Effektivität der Behandlung
- Steigerung der Selbstbehandlungskompetenz
- Beratung und Begleitung bei Problemen im sozialen Umfeld
- Einbeziehung des Partners in die Heimbehandlung
- kontinuierliche Beratung unter Berücksichtigung des Alters und des aktuellen Krankheitsverlaufs.

Die Inhalte der Schulung werden dokumentiert. Bei medizinischen Fragen wird der zuständige Arzt hinzugezogen. Gleichzeitig können Termine mit anderen Mitgliedern des Behandlungsteams vereinbart werden. Bewährt haben sich auch gelegentliche Hausbesuche der betreuenden Pflegekraft bei dem Patienten, um sich mit ihm in vertrauter Umgebung auszutauschen.

11.3 Die pflegerische Rufbereitschaft

In § 135 SGB Abs. 2 SGB V ist die Rufbereitschaft wie folgt geregelt:

> Die ärztliche Präsenz sowie die Rufbereitschaft sind zu gewährleisten. Dies schließt einen 24-stündigen pflegerischen Bereitschaftsdienst ein. Der eigene pflegerische Bereitschaftsdienst kann nur entfallen, wenn bindende Absprachen mit anderen benachbarten Dialysepraxen oder -einrichtungen zur Übernahme von Notfällen bestehen und nachgewiesen werden.

Die pflegerische Rufbereitschaft über 24 Stunden ist eine Ergänzung der ärztlichen Rufbereitschaft. So haben die Heimdialysepatienten die Gewissheit, dass sie sich jederzeit mit Fragen und Problemen an ihre PD-Pflegekraft wenden können.

Das Telefonat im Bereitschaftsdienst

Patienten oder Angehörige sind oft aufgeregt, wenn sie anrufen, daher sollten Sie bei einem Telefonat folgende Punkte beachten:

- Sprechen Sie, wenn möglich, mit dem Patienten selbst.
- Fragen Sie den Patienten ruhig und freundlich nach seinem Anliegen.
- Sprechen Sie nicht zu schnell.
- Unterbrechen Sie den Patienten nicht, während er sein Problem schildert.
- Hören Sie zuerst genau zu und versuchen Sie, die in der Schilderung enthaltene Fakten herauszufiltern.

Klären Sie folgende Fragen:

- Was ist passiert?
- Wann ist es passiert, seit wann?
- Wie wirkt sich das Geschehene beim Patienten aus, wie hat der Patient es bemerkt?
- Wo ist es passiert, wo am Körper, wo am Schlauchsystem?

Wiederholen Sie, was Sie verstanden haben, und fragen Sie ggf. nach noch fehlenden Fakten.

Informieren Sie den Patienten vor dem Beenden des Telefonats darüber, was er jetzt tun soll. Sichern Sie ihm Ihren Rückruf zu, falls Sie erst Rücksprache mit dem zuständigen Arzt halten müssen.

Loben Sie den Patienten dafür, dass er sich gemeldet hat.

Merke!

Jeder Anruf ist zu jedem Zeitpunkt genau richtig! Bedenken Sie, dass die meisten Komplikationen bei der Peritonealdialyse nicht unmittelbar lebensbedrohlich sind. Sie und der Patient haben Zeit für wohlüberlegtes Handeln.

Die häufigsten Gründe für einen Patientenanruf während der Bereitschaft sind:

- Das diskonnektierte Überleitungsteil fällt dem Patienten aus der Hand.
- Das Schlauchsystem, der Beutel mit der frischen Dialyselösung oder der Auslaufbeutel hat ein Leck.
- Der Patient beobachtet trübes oder blutiges Auslaufdialysat.
- Er hat Bauchschmerzen, Übelkeit oder Fieber.
- Der Patient fühlt sich müde, matt und hinfällig.
- Er hat hohen Blutdruck, evtl. Gewichtszunahmen.
- Der Patient beobachtet Ödeme oder klagt über Atemnot.
- Er reagiert auf ein neu verordnetes Medikament mit Unverträglichkeiten.
- Das APD-Gerät bereitet Probleme.

12 Korrektur der Anämie und Eisentherapie

12.1 Korrektur der Anämie

Bei der Korrektur der renalen Anämie sollten die internationalen Empfehlungen berücksichtigt werden. Sie gelten für Hämo- und Peritonealdialyse gleichermaßen. Patienten unter Peritonealdialyse benötigen oft geringere Erythropoietindosen als Patienten unter Hämodialyse. Ursachen dafür sind der geringere chronische Blutverlust und evtl. die bessere Elimination von Erythropoeseinhibitoren.

12.2 Korrektur des Eisendefizits

Viele Dialysepatienten entwickeln einen Eisenmangel, der durch Fehlernährung, Urämie, einen chronischen Entzündungsstatus und intestinale Blutverluste bedingt ist. Auch Blutverluste durch Laboranalytik spielen eine Rolle. Der geschätzte mittlere jährliche Eisenbedarf der Patienten beträgt an der Hämodialyse ca. 1,6 g und an der Peritonealdialyse ca. 1,3 g. Die Zielwerte für die Eisentherapie sind für Ferritin 200–500 ng/ml und für die Transferrinsättigung 30–40 %. Der Anteil der hypochromen Erythrozyten beträgt optimal < 2,5 %, diese Bestimmung ist jedoch aufwändiger und daher kein Routineparameter.

Die orale Eisensubstitution ist oft problematisch, und zwar aus folgenden Gründen:

- unzuverlässige Resorption durch den Darm
- Wechselwirkungen mit anderen Medikamenten, wie z. B. Phosphatbindern, sind den Patienten oft nicht bekannt oder werden nicht berücksichtigt. Eisentabletten sollten nach Möglichkeit unabhängig von der Nahrungsaufnahme, am besten mit einem Vitamin-C-reichen Getränk zugeführt werden. Die gleichzeitige Gabe von Kaffee oder Tee beeinträchtigt die Resorption im Darm.
- intestinale Nebenwirkungen wie z. B. Magenschmerzen, besonders bei Einnahme auf nüchternen Magen
- Die Zuverlässigkeit der regelmäßigen Einnahme ist aufgrund der intestinalen Nebenwirkungen und der Vorschriften bei der Medikamenteneinnahme oft fraglich.

Eine Eiseninfusionstherapie, wie an der Hämodialyse, ist bei Patienten unter Peritonealdialyse mit einem etwas größeren Aufwand verbunden. Diese Patienten führen ihre Behandlung zu Hause durch und erscheinen im Regelfall nur alle 4–6 Wochen in der nephrologischen Ambulanz. Allerdings haben Patienten unter Peritonealdialyse selten Blutverluste in derselben Größenordnung wie Patienten an der Hämodialyse, im Durchschnitt weniger Blutentnahmen und dadurch auch weniger Eisenverluste.

Grundsätzlich stehen derzeit vier Präparate für die intravenöse Eisentherapie zur Verfügung:

- Eisengluconat (z. B. Ferrlecit® 40 oder 62,5 mg)
- Eisensaccharose (z. B. Venofer® 500 mg)
- Eisendextran (z. B. Cosmofer®) und
- Eisen(III)-hydroxid-Polymaltose-Komplex (z. B. Ferinject®).

Die drei erstgenannten Präparate dürfen nur als Infusion verabreicht werden, Ferinject® darf auch als i.v.-Injektion (z. B. 100 mg) gegeben werden.

13 Besonderheiten der Ernährung von Patienten unter Peritonealdialyse

Bei Peritonealdialyse gelten andere Ernährungsempfehlungen als bei Hämodialyse. Dies muss in der Beratung berücksichtigt werden.

13.1 Wasserhaushalt und Flüssigkeitszufuhr

Viele Patienten unter Peritonealdialyse haben auch nach Jahren an der Dialyse noch eine nennenswerte Urinausscheidung. Abhängig von der täglichen Urin- und Ultrafiltrationsmenge kann die tägliche Flüssigkeitszufuhr entsprechend angepasst werden. Die Patienten werden darauf hingewiesen, regelmäßig ihre Urinmenge zu dokumentieren und werden über die Symptome der Überwässerung und die damit einhergehenden Gefahren informiert. Patienten mit guter Restausscheidung (> 1,0 l/d) können ihre Flüssigkeitsbilanz meist ohne Einsatz höherosmolarer Lösungen regulieren. Zur Erhaltung der Restausscheidung sind Schleifendiuretika wie Furosemid und Torasemid die Mittel der ersten Wahl. Bei einer Urinausscheidung von weniger als 300 ml können Diuretika meist abgesetzt werden, hier ist der therapeutische Nutzen oft nur noch minimal.

13.2 Natrium

Natrium und Chlorid bilden Kochsalz (NaCl). Natriumchlorid ist wesentlich für die Osmolarität des Serums verantwortlich. Eine salzbedingte Erhöhung der Serumosmolarität macht durstig, eine konsequente Salzreduktion ist daher wichtig, um sowohl den Blutdruck zu regulieren als auch eine Überwässerung zu vermeiden. Die empfohlene Natriumzufuhr beträgt für Erwachsene 2–3 g/d, für Kochsalz 5–6 g/d und liegt damit deutlich unter dem durchschnittlichen Verbrauch von ca. 10–12 g Kochsalz pro Tag. Der Salzbedarf der Patienten ist individuell sehr verschieden. Hier ist ein pragmatisches Vorgehen sicherlich der beste Weg, um dem Patienten eine möglichst gute Lebensqualität (Freude am Essen) und eine mäßige Reduktion seines Kochsalzkonsums zu gestatten.

13.3 Kalium

Die Peritonealdialyse ist ein kontinuierliches Dialyseverfahren mit gleichmäßiger Entgiftung. Patienten profitieren besonders von der gleichmäßigen Kaliumentfernung. Dies bedeutet bei den meisten, dass sie keine oder nur eine sehr geringe Kaliumeinschränkung in der Ernährung berücksichtigen müssen. Wenn noch eine gute Restnierenfunktion besteht, haben die Patienten häufig eher niedrige Kaliumwerte und benötigen gelegentlich zusätzlich zu einer kaliumreichen Ernährung noch eine medikamentöse Substitution.

13.4 Eiweiß- und Phosphathaushalt

Abhängig von den Transporteigenschaften des Peritoneums verlieren Patienten unter Peritonealdialyse kontinuierlich Aminosäuren und Eiweiß mit dem Dialysat – täglich ca. 5–15 g Eiweiß und 2–4 g Aminosäuren. Sie benötigen daher ausreichend Eiweiß. Messwert für eine adäquate Eiweißzufuhr ist die Eiweißabbaurate (PCR; 1,2–1,4 g/kg KG/Tag). Sie errechnet sich aus dem im Auslaufdialysat und im Urin gemessenen Harnstoff und gibt an, wie hoch die Eiweißzufuhr in Gramm pro Kilogramm Körpergewicht ist. Die angegebenen Werte entsprechen internationalen Empfehlungen.

13.4.1 Eiweiß

Eine Eiweißzufuhr in Höhe von 1,2–1,4 g/kg KG/Tag (Dialysis Outcomes Quality Initiative – DOQI) bei gleichzeitiger Phosphorrestriktion ist schwer zu erreichen. Bei einem 70 kg schweren Menschen bedeutet dies eine tägliche Eiweißaufnahme von 98 g. Fisch und Fleisch sind gute Eiweißlieferanten, werden jedoch von vielen Patienten nicht in ausreichender Menge verzehrt. Dieses Defizit kann zum Teil durch geeignete Milchprodukte ausgeglichen werden.

Bei den Patienten sollte ein Bewusstsein für eine ausreichend eiweißreiche Ernährung unter Berücksichtigung der individuellen Ernährungswünsche und -gewohnheiten geschaffen werden. Bei Bedarf stehen dem Patienten eiweißreiche und phosphatfreie Produkte als Nahrungsergänzung zur Verfügung.

Ein kontinuierlicher Abfall der Serumharnstoffwerte deutet in vielen Fällen auf mangelhafte Ernährung und eine zu geringe Eiweißzufuhr hin.

13.4.2 Phosphor

Eine Eiweißaufnahme von knapp 100 g/d bedeutet eine erhebliche Phosphorzufuhr und erfordert meist eine zusätzliche medikamentöse Behandlung mit Phosphatbindern. Eine spezielle Beratung darüber, welchen Nahrungsmitteln Phosphat zugesetzt wird («Fast Food»-Mahlzeiten) und welche Nahrungsmittel Phosphat in einer besonders ungünstigen, für den Patienten leicht resorbierbaren Form enthalten (Wurst oder Fertiggerichte) kann nützlich sein.

Die Ursachen für hohe, nicht ernährungsbedingte Phosphatwerte können sehr vielfältig sein:

- Unterdialyse
- falsche Einnahme der Phosphatbinder
- Vitamin-D-Behandlung und Hyperparathyreose
- schwerer kataboler Zustand.

Hohe Phosphatwerte bedürfen daher einer sorgfältigen Anamnese und einer angepassten Therapie und Beratung durch den Arzt und die Pflegekraft. Werden dem Patienten vorschnell Ernährungsfehler als Ursache zu hoher Phosphatwerte unterstellt, besteht die Gefahr einer Eiweißmangelernährung mit den entsprechenden Folgeproblemen wie z. B. Muskelabbau, Infektanfälligkeit oder einem schlechterem Ansprechen auf Erythropoietin. Es entsteht ein Circulus vitiosus, der vermeidbar ist.

13.4.3 Harnstoff

Ein kontinuierlicher Abfall der Serumharnstoffwerte deutet in vielen Fällen auf mangelhafte Ernährung und eine zu geringe Eiweißzufuhr hin.

13.4.4 Kalorienzufuhr

Je mehr glukosehaltige Lösungen eingesetzt werden müssen bzw. je höher der Glukosegehalt der eingesetzten Lösung ist, desto höher ist auch die Glukosebelastung des Patienten. Dadurch kann es zu einer erheblichen Gewichtszunahme mit Unterdrückung des Hungergefühls kommen. Trotz Gewichtszunahme entwickeln viele

Patienten unter Peritonealdialyse eine Mangelernährung (Malnutrition). Ursachen sind die Appetitlosigkeit durch Glukoseresorption aus dem Dialysat oder vermehrte intraabdominale Volumenbelastung, eine verminderte Eiweißaufnahme durch eine inadäquate Dialyse und Ernährungseinschränkungen.

Generell gilt bei der Ernährungsberatung, dass Ge- und Verbote zu vermeiden sind und die Beratung in Zusammenhang mit dem klinischen Bild und den Laborwerten erfolgen sollte. Grundlage einer erfolgreichen Ernährungsberatung ist die Berücksichtigung der Ernährungsgewohnheiten und Lieblingsspeisen des Patienten. Oberstes Ziel ist, dass der Patient lustvoll essen und genießen kann. In die Ernährungsberatung sollten auch die Lebenspartner einbezogen werden. Eine gute Beratung ist nie abgeschlossen und orientiert sich an den jeweils auftretenden Problemen.

14 Peritonealdialyse und sportliche Aktivitäten

14.1 Geeignete und ungeeignete Sportarten

Generell sollten die Patienten dazu ermuntert werden, regelmäßig Sport zu treiben. Sportliche Aktivitäten tragen deutlich zu einem verbesserten Körpergefühl bei und wirken sich günstig auf die Kontrolle des Blutdrucks aus.

Beim Sport auftretende Druckbelastungen des Bauches steigern evtl. die Gefahr eines Bruchs oder einer Leckage und können durch Verringerung des Dialysatvolumens in der Bauchhöhle während der sportlichen Aktivitäten vermindert werden. Alle Firmen bieten so genannte Leerbeutel an. Die Patienten können je nach Sportart instruiert werden, die Dialyselösung in einen solchen Drainagebeutel abzuführen und ihren sportlichen Aktivitäten dann «mit leerem Bauch» nachzugehen.

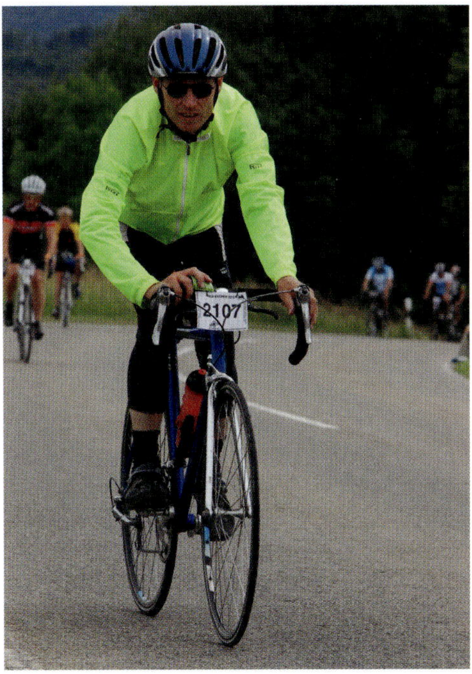

Abbildung 14-1: Sportliche Aktivitäten unter Peritonealdialyse

Unter den verschiedenen Sportmöglichkeiten sind Ausdauersportarten zu bevorzugen (**Abb. 14-1**), wie z. B.:

- Radfahren
- Wandern
- Walking oder Nordic Walking
- Laufen
- Gymnastik
- Skiwandern
- Skilanglauf
- Tanzen.

Besonders empfehlenswert ist die regelmäßige Teilnahme an einer Gymnastik- oder Herzsportgruppe:

- Die Patienten lernen, sich rückenschonend zu bewegen.
- Verspannungen der Rückenmuskulatur werden bearbeitet.
- Einer Fehlhaltung durch den gefüllten Bauch wird entgegengewirkt.
- Konsequentes Training der Bauchmuskulatur ist sinnvoll. Eine kräftige Bauchmuskulatur verringert die Belastung durch die Dialy-

seflüssigkeit in der Bauchhöhle und kann dadurch der erhöhten Gefahr von Leckagen und Hernien entgegenwirken.

Folgende Sportarten sind nur eingeschränkt empfehlenswert bzw. bedenklich, da sie z. B. aufgrund heftiger und stoßartiger Belastungen des Bauches oder erhöhter Infektionsgefahr ein erhebliches Risiko mit sich bringen:

- Kraftsport
- Kampfsport
- Badesport (soweit in öffentlichen Badeanstalten auszuführen)
- Ballsportarten mit hohem Verletzungsrisiko (z. B. Handball).

14.2 Kontakt mit Wasser

Schwimmen wird kontrovers bewertet. Am wenigsten problematisch ist das Schwimmen in salzigen, sauberen und eher kalten Gewässern. Der Exit kann während des Schwimmens mit einer wasserdichten Folie geschützt werden. Nach dem Schwimmen erfolgt eine normale Exit-Pflege (Standard). Der Exit darf nicht trockengefönt werden.

Baden in der Badewanne und im Schwimmbad werden allgemein nicht empfohlen, da die Gefahr einer Exit-Infektion durch die Verkeimung des Wassers zu groß ist.

Einem Saunabesuch steht nichts entgegen, wenn der Exit gut eingeheilt ist und der Patient die Möglichkeit zum Besuch einer privaten und hygienisch einwandfreien Sauna hat. Der Katheter verträgt die Hitze und Feuchtigkeit, sollte aber gut vor Druck- und Zugbelastung geschützt werden. Allerdings sollte im Vorfeld die Herz- und Kreislaufsituation des Patienten berücksichtigt und mit dem zuständigen Arzt besprochen werden. Der Titanadapter muss aufgrund der hohen Temperaturen vor dem Saunabesuch mit einer Kompresse umwickelt werden.

15 Komplikationen der Peritonealdialyse

15.1 Komplikation durch erhöhten intraabdominellen Druck

15.1.1 Dialysatleckagen an der Katheteraustrittstelle

Ein Dialysatleck beschreibt den Durchtritt von Dialysat durch undichte Stellen des Peritoneums. Diese Komplikation tritt bei ca. 7–20 % aller neu implantierten Katheter auf und ist damit relativ häufig. In den meisten Fällen wird sie während der ersten Tage nach Beginn der Peritonealdialyse sichtbar. Meist bedingt durch eine Undichtigkeit der inneren Muffe tritt Dialysat aus dem Bauchraum aus und fließt entlang des Katheters zum Exit. Hier zeigt sich dann eine klare Flüssigkeit, die den Verband durchnässt. Da diese Flüssigkeit stark glukosehaltig ist, lässt sich die Diagnose durch Messung der Glukosekonzentration (z. B. mit einem Urin- oder Blutzuckermessstäbchen) rasch stellen. Gelegentlich führt die austretende Flüssigkeit zu einer diffusen Auftreibung des Unterhautfettgewebes, d. h. zu einem Bauchwandödem, das sich sonographisch sehr eindrucksvoll darstellen lässt (**Abb. 15-1**). Die Ursachen solcher Frühleckagen sind vielfältig. Schwache Bauchdecken, Kachexie und Adipositas sind bekannte Risikofaktoren. Ob eine Immobilisation unmittelbar nach Katheterimplantation die Leckagehäufigkeit senkt, ist unklar. Behandlungsbeginn und initiales Behandlungsregime sollten individuell nach Rücksprache mit dem Chirurgen festgelegt werden. Spätleckagen beschreiben das Auftreten von Leckagen jenseits von 30 Tagen nach der Katheterimplantation. Risiken sind ein höheres Alter, Zystennieren und ein hoher intraperitonealer Druck. Die Prognose ist deutlich ungünstiger als bei Frühleckagen.

Selten kommt es aufgrund eines Defekts am Katheter selbst (**Abb. 15-2**) zu einem Dialysataustritt am Exit. Dann muss der Katheter explantiert und ein neuer implantiert werden.

15.1.2 Genitalödem

Genitalödeme beschreiben Ödeme des Skrotums bzw. des Penis oder der äußeren Schamlippen. Sie treten bei Männern häufiger auf als bei Frauen. Die Ursache bei Männern ist oft ein offener Processus vaginalis peritonei (**Abb. 15-3**).

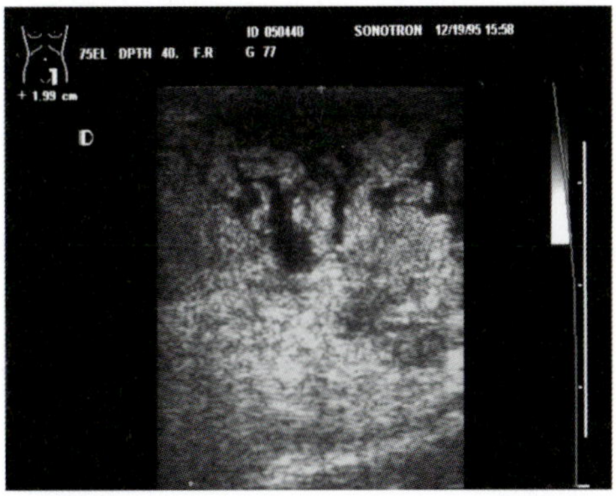

Abbildung 15-1: Sonographische Darstellung eines Bauchwandödems

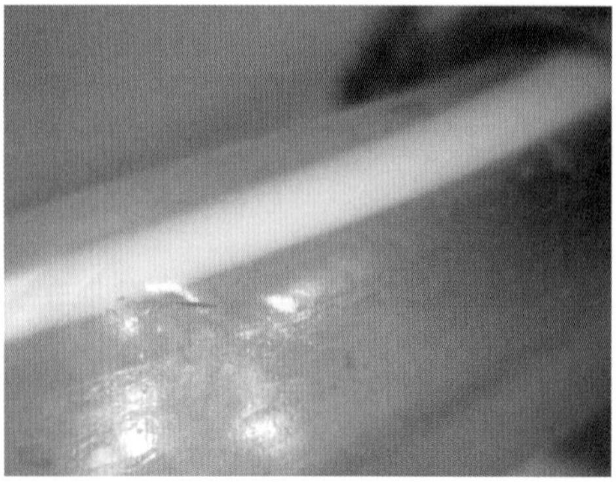

Abbildung 15-2: Explantierter Katheter mit muffennahem Defekt

Es handelt sich hier um eine entwicklungsgeschichtlich bedingte Ausstülpung des Bauchfells in den Hodensack, der sich normalerweise von alleine verschließt. Das Offenbleiben bedingt eine angeborene indirekte Leistenhernie. Dadurch kommt es bei Dialysebeginn zum Übertritt von Dialyselösung in den Hodensack. Der Nachweis gelingt entweder klinisch oder durch eine Kontrastmitteldarstellung oder eine Szintigraphie über den PD-Katheter (s. Anhang 6). Die Gefahr, dass die Nierenrestfunktion durch diese Kontrastmitteluntersuchung sinkt, ist gering. Das Kontrastmittel wird über den PD-Katheter unter sterilen Bedingungen in die Bauchhöhle injiziert und nach der Untersuchung erfolgt ein Dialysatauslauf. Die Aufnahme des Kontrastmittels über das Bauchfell ins Blutsystem ist begrenzt, entsprechend niedrig ist die Toxizität der Kontrastmittel.

Bei der Szintigraphie des Peritoneums wird unter sterilen Bedingungen eine radioaktive kolloidale Lösung (Tc99m-Nanokolloid) in die Dialyselösung gespritzt. Dadurch verteilt sich die Aktivität gleichmäßig im Bauchraum. Die Verteilung des radioaktiven Dialysats wird in regelmäßigen Abständen mit einer Gammakamera gemessen.

Genitalödeme können auch durch ein peritoneales Leck im Bereich des Katheterdurchtritts durch das Peritoneum entstehen. Gelegentlich kann solch eine «Bauchwandleckage» dadurch behoben werden, dass die Peritonealdialyse für einige Wochen ausgesetzt und stattdessen eine Hämodialyse durchgeführt wird. Häufig aber zwingen solche Undichtigkeiten

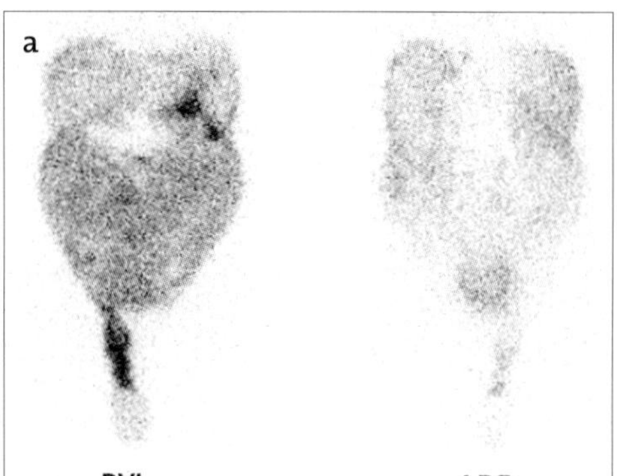

Abbildung 15-3a: Offener Processus vaginalis peritonei; szintigrafische Darstellung (RVL = rechts/ventral/links, LDR = links/dorsal/rechts); Abb. freundlicherweise zur Verfügung gestellt von Dr. Backes, Robert-Bosch-Krankenhaus, Stuttgart

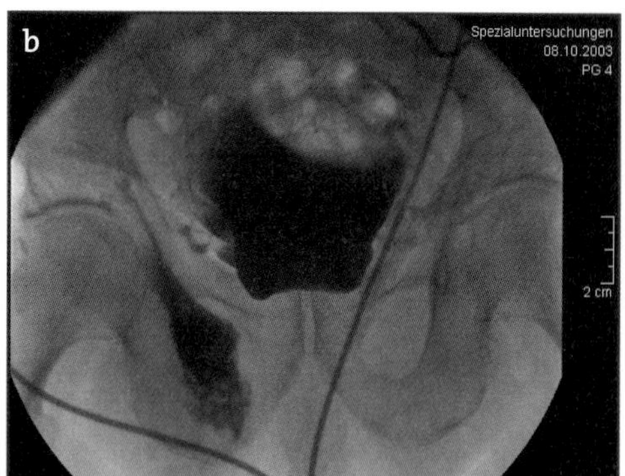

Abbildung 15-3b: Offener Processus vaginalis peritonei; peritoneografische Darstellung

zur operativen Revision und/oder Neuimplantation des Katheters.

Die Behandlung dieser Komplikation besteht im chirurgischen Verschluss dieser Öffnung. Die Peritonealdialyse kann auch hier oft mit den gleichen Anpassungen des Dialyseregimes wie bei Hernien fortgeführt werden.

15.1.3 Hernien

Hernien sollten im Aufnahmestatus von Kandidaten für eine Peritonealdialyse festgehalten werden. Meist kann eine Hernie zeitgleich mit der Implantation des PD-Katheters operiert werden. Unter Peritonealdialyse bilden sich bei 10–20 % aller Patienten Hernien. Die Inzidenz ist somit etwa doppelt so hoch wie in der Normalbevölkerung. Am häufigsten sind Nabelhernien **(Abb. 15-4)**, Leistenbrüche und Narbenhernien. Nach der Operation kann die Peritonealdialyse in den meisten Fällen fortgeführt werden, allerdings unter Anpassung des Dialyseregimes. Das Füllvolumen sollte postoperativ nur 1–1,5 l betragen und entsprechend häufiger gewechselt werden (z. B. 5- bis 6-mal 1,0–1,5 l/d). Hier muss jeweils die Restnierenfunktion mitberücksichtigt werden. Nach ca. 3–6 Wochen kann der Patient wieder auf das ursprüngliche Behandlungsregime umgestellt werden. Eine Überbrückung der Peritonealdialyse durch Hämodialyse ist nur nach Korrektur größerer Hernien notwendig.

Zur Prophylaxe eines Hernienrezidivs ist evtl. die Umstellung auf eine apparative Peritonealdialyse hilfreich, da die intraperitonealen Druckbelastungen hier deutlich niedriger sind.

Bei einer Hernie stülpt sich der Bruchsack mit Darm als Bruchinhalt durch eine Bruchpforte nach außen. Die Diagnose erfolgt meist palpatorisch und optisch. Eine Sanierung ist bei Gefahr einer Inkarzeration zwingend notwendig. Diese Gefahr ist umso größer, je kleiner die Bruchpforte ist. Große Hernien sind hier weniger gefährlich, weil der Darminhalt aufgrund der Größe der Bruchpforte nicht eingeklemmt werden kann. Bei der Hernienoperation wird in den meisten Fällen ein Netz über die Bruchpforte zwischen Bauchfell und Muskulatur gelegt und mit wenigen Stichen an der Faszie befestigt. So verteilt sich der intraperitoneale Druck an dieser Schwachstelle auf ein größeres Areal. Wird das Bauchfell eröffnet und das Netz intraperitoneal befestigt, ist eine Antibiotikaprophylaxe notwendig. Ein gehäuftes Auftreten von Hernienrezidiven bedarf der engen Kooperation zwischen Chirurgen und Nephrologen.

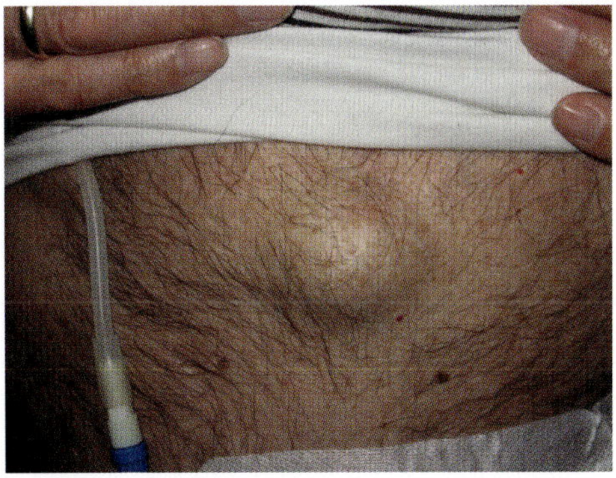

Abbildung 15-4: Nabelhernie

Eine wichtige Maßnahme zur Prävention einer Hernie besteht darin, Obstipation mit heftigem Pressdruck und konsekutiver hoher intraperitonealer Druckbelastung zu vermeiden. Daher ist ein weicher und regelmäßiger Stuhlgang anzustreben.

15.1.4 Hydrothorax

Beim Hydrothorax kommt es zum Durchtritt von Dialysat durch das Zwerchfell in den Pleuraraum. Es ist eine seltene, aber bedrohliche Komplikation. Bei zunehmender Dyspnoe unter Peritonealdialyse, oft in Verbindung mit niedriger Ultrafiltrationsleistung, sollte man an einen Hydrothorax denken. Weitere klinische Indizien für das Vorliegen eines Hydrothorax sind ein meist rechtsseitig neu auftretender Pleuraerguss, der sich bereits bei der klinischen Untersuchung vermuten lässt.

Typischerweise handelt es sich beim Hydrothorax um eine Frühkomplikation in den ersten Tagen und Wochen nach Beginn der Peritonealdialyse. Der Nachweis, dass es sich bei dem Pleuraerguss (**Abb. 15-5**) um Dialyselösung handelt, erfolgt anhand des Glukosegehaltes im Pleurapunktat. Wird die Pleurapunktion jedoch erst spät nach der Verdachtsdiagnose und PD-Pause vorgenommen, kann der Glukosegehalt im Pleuraerguss durchaus im Normbereich liegen. Die Diagnose lässt sich auch über eine computertomografisch gestützte Peritoneographie oder eine Szintigrafie erhärten. Differenzialdiagnostisch sind Herzinsuffizienz und Hypervolämie auszuschließen. Betroffen sind meist Frauen, der Pleuraerguss liegt fast immer rechtsseitig. Die Behandlung besteht in der Regel in einer vorübergehenden Unterbrechung der CAPD, ähnlich der Behandlung von Genitalödemen. Bleiben die Probleme bestehen oder treten Rezidive auf, empfiehlt sich die Umstellung auf die Hämodialyse. Auch eine künstliche Verklebung der Pleurablätter (Pleurodese) durch Einbringen von Talkum wurde als erfolgversprechende Behandlung eines Hydrothorax beschrieben, es liegen jedoch nur sehr wenige Fallbeschreibungen vor.

15.2 Nichtinfektiöse katheterassoziierte Komplikationen

15.2.1 Schmerzen beim Ein- und Auslauf

Eine Reihe von Patienten klagt über Schmerzen beim Einlauf der Dialyselösung. Dieser Schmerz entsteht meist gleich zu Beginn des Einlaufs und lässt dann mit zunehmender Verweilzeit nach. Möglicherweise sind dafür der niedrige pH-Wert und die hohe Konzentration an Glukoseabbauprodukten (GDP) der herkömmlichen Dialyselösungen verantwortlich. Auch der Einlauf mit kalter Dialyselösung kann Schmerzen verursachen. Daher empfiehlt sich als erster therapeutischer Schritt der Wechsel auf eine möglichst pH-neutrale, GDP-arme Lösung. Damit lässt sich das Problem in den meisten Fällen lösen. Eine Besserung der Beschwer-

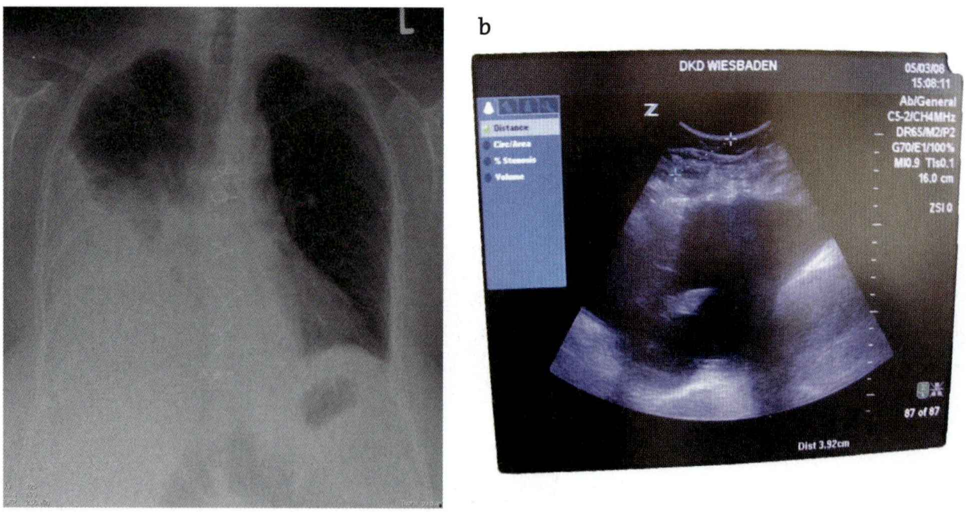

Abbildung 15-5: Bildgebende Diagnostik bei pleuroperitonealem Leck.
a) Röntgen-Thorax mit Nachweis eines großen Pleuraergusses rechts; b) sonographische Darstellung eines großen Pleuraergusses rechts

den ist evtl. auch durch einen langsameren Einlauf mit warmer Dialyselösung möglich. Oft verschwindet der Einlaufschmerz auch im Laufe der Behandlungszeit von selbst.

Schmerzen beim Auslauf des Dialysates kommen deutlich seltener vor. Zum Ende des Auslaufs hin spüren die Patienten oft ein Ziehen im Unterbauch, das verschwindet, wenn der Auslauf beendet wird. Die Schmerzen werden möglicherweise durch einen Sog direkt am Peritoneum verursacht. Auch unter einer Peritonitis empfinden viele Patienten einen Auslaufschmerz unmittelbar vor der vollständigen Entleerung der Bauchhöhle.

15.2.2 Auslaufstörungen

Auslaufstörungen liegen vor, wenn die Auslaufzeit länger als 30 Minuten dauert bzw. kein oder nur ein ungenügender Auslauf stattfindet. Mögliche Ursachen sind:

- Kompression des Katheters durch den Darm
- Fehllage des Katheters **(Abb. 15-6)**
- Blockade des Katheters durch Fibrin oder ein Blutgerinnsel (s. Abb. 15-6)
- Einschluss des Katheters durch Netzanteile
- Abknicken des Katheters oder des Überleitungssystems.

Häufig genügt es, den Patienten abzuführen, um einen ungehinderten Auslauf wiederherzustellen. Wenn diese Maßnahme nicht erfolgreich ist, empfiehlt sich zur Abklärung der Ursache eine Röntgenaufnahme des Abdomens zur Darstellung der Lage des intraperitonealen Anteils des Katheters. Eine Lageveränderung des Katheters kann entweder laparoskopisch oder bei einer Explantation und Neuimplantation korrigiert werden.

Weitere Maßnahmen zur Behebung einer Auslaufstörung sind abhängig von der Ursache:

- Spülung des Katheters unter sterilen Bedingungen mit NaCl 0,9 % bei Verdacht auf ein Fibringerinnsel im Katheter
- Auflösen von Fibrin im Katheter mit Urokinase – z. B. 5000–10 000 IE in den Peritonealdialysekatheter spritzen, Verweilzeit 4 Stunden, den nächsten Beutelwechsel mit einem Auslauf beginnen
- laparoskopische Korrektur der Katheterfehllage
- Neuimplantation des Katheters.

Um Auslaufstörungen generell zu vermeiden, empfehlen sich die sorgfältige chirurgische Implantation und bei Bedarf eine kontinuierliche Stuhlregulierung.

15.2.3 Cuff-Prolaps

Ein weiteres katheterbedingtes Problem ist der Cuff-Prolaps **(Abb. 15-7)**, d. h. eine Verlagerung des Cuffs über das Hautniveau hinaus. Mögliche Ursachen sind:

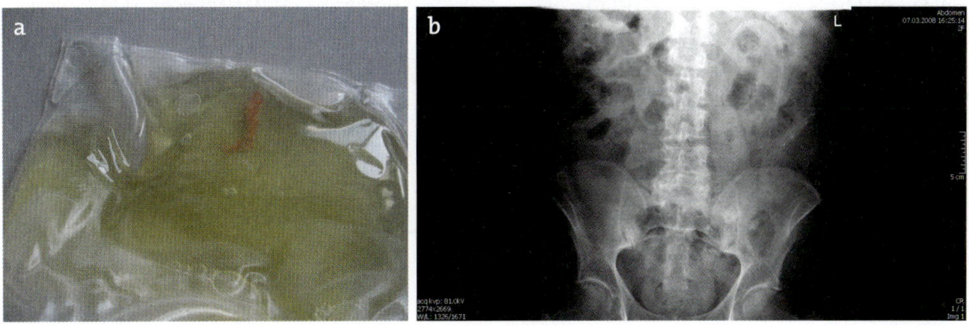

Abbildung 15-6: Auslaufstörung. a) durch Blutgerinnsel; b) durch Lageveränderung

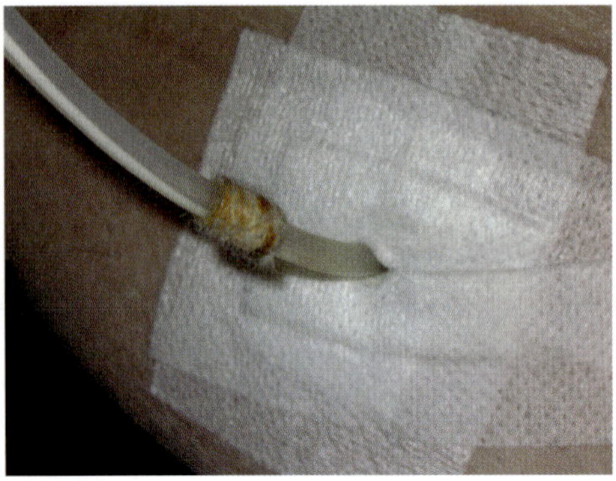

Abbildung 15-7: Vollständiger Cuff-Prolaps

- exitnahe Cuff-Implantation
- starke Gewichtsabnahme
- Einheilungsstörungen des Cuffs im subkutanen Fettgewebe.

Während des Durchtritts des Cuffs durch die Haut ist der Exit besonders infektionsgefährdet. Beim täglichen Verbandwechsel ist darauf zu achten, dass der Cuff frei herauswachsen kann. Nach dem Durchtritt durch die Haut kann er belassen oder vorsichtig entfernt werden. Die Verbandwechsel werden während des Hautdurchtritts des Cuffs wie bei einem Exit-Infekt durchgeführt.

15.2.4 Ultrafiltrationsversagen

Nach internationaler Definition liegt ein Ultrafiltrationsversagen dann vor, wenn die Ultrafiltrationsmenge bei einer 3,86- bzw. 4,25%igen Dialyselösung und einer Verweilzeit von 4 Stunden weniger als 400 ml beträgt und keine Peritonitis vorliegt.

Am Peritoneum finden sich häufig morphologische Veränderungen mit Hypervaskularisation und Kollagenablagerungen sowie einer Verminderung der Aquaporinkanäle. Die Ursachen für diese Langzeitkomplikation sind sehr wahrscheinlich auf membranschädigende Einflüsse, wie z. B. Peritonitiden, oder den Einsatz hochprozentiger Glukoselösungen in Verbindung mit «sauren» Dialyselösungen zurückzuführen. Die hier entstehenden Glukoseabbauprodukte und Endprodukte fortgeschrittener Glykosylierung tragen vermutlich zur Schädigung der Membran bei.

Klinisch manifestiert sich ein Ultrafiltrationsversagen durch ein Nachlassen des Auslaufvolumens und eine Hyperhydratation des Patienten. Bevor jedoch diese Diagnose gestellt wird, sollten die anderen Gründe für eine Überwässerung ausgeschlossen werden.

Besteht Verdacht auf eine Membranschädigung (Membranversagen), wird ein Test der peritonealen Membraneigenschaften durchgeführt, mit dem sich ein Membranversagen vom Typ I und Typ II unterscheiden lässt.

15.2.4.1 Ultrafiltrationsversagen Typ 1

Kennzeichen des Ultrafiltrationsversagens vom Typ 1 sind:

- hoher D/P-Quotient für Harnstoff und Kreatinin, D/P-Quotient > 0,8
- niedrige Glukosekonzentration im Dialysatauslauf
- niedriges Ultrafiltrationsvolumen (logische Konsequenz).

Haben diese Patienten noch eine gute Restnierenfunktion, kann der Ultrafiltrationsverlust gut ausgeglichen werden. Auch mit der Umstellung auf eine apparative Peritonealdialyse lässt sich dieser Komplikation begegnen. Unerlässlich ist eine gute Schulung der Patienten mit dem Ziel der Selbstkontrolle (Restnierenfunktion, Zeichen der Überwässerung).

15.2.4.2 Ultrafiltrationsversagen Typ 2

Kennzeichen des Ultrafiltrationsversagens vom Typ 2 sind:

- verlangsamter Stofftransport (niedriger D/P-Quotient für Harnstoff und Kreatinin), D/P-Quotient < 0,3
- geringe Ultrafiltration trotz relativ hoher Glukosekonzentrationen im Auslaufdialysat.

Ursächlich für ein Ultrafiltrationsversagen vom Typ 2 ist eine Verringerung der peritonealen Austauschfläche durch Raumkompartimentierung oder eine peritoneale Sklerose. Die Anzahl der Aquaporinkanäle nimmt ab.

Die Prävention des Ultrafiltrationsversagens besteht darin, ...

- ... membranschädigende Einflüsse durch effiziente Vermeidung von Peritonitiden zu umgehen.
- ... hochprozentige Glukoselösungen zu meiden.
- ... moderne biokompatible Materialien und Lösungen einzusetzen (s. Kap. 4).

15.2.4.3 Therapeutische Möglichkeiten

Bei einem Ultrafiltrationsversagen vom Typ 1 kann die Peritonealdialyse evtl. trotz Ultrafiltrationsverlusten durch Veränderung der Dialysemodalitäten fortgesetzt werden. Bei diesen Patienten ist eine ausreichende Entgiftung weiterhin möglich und die Ultrafiltration kann z. B. durch den Wechsel auf ein APD-Verfahren mit raschen Dialysatwechseln und damit kurzen Verweilzeiten verbessert werden. Der Einsatz polyglukosehaltiger Dialyselösungen (Extraneal®) unterstützt die Behandlung dieser Komplikation.

Oft zwingt jedoch das Auftreten eines Ultrafiltrationsversagens vom Typ 2 zur raschen Beendigung der Peritonealdialyse. Hier ist sowohl die Entgiftung als auch die Entwässerung nicht mehr ausreichend möglich und eine Umstellung auf Hämodialyse ist die Therapie der Wahl. Daher sollte frühzeitig ein Shunt angelegt werden, um die Anlage von Kathetern zur Hämodialyse zu vermeiden.

In seltenen Fällen kann ein Ultrafiltrationsverlust auch durch ein so genanntes «peritoneal resting» behandelt werden. Dazu wird die Peritonealdialyse für mehrere Wochen unterbrochen und der Patient wird in dieser Zeit hämodialysiert. Bei einer Reihe von Patienten kann dieses Vorgehen zur Verbesserung der Ultrafiltration führen.

15.3 Infektiöse Komplikationen

15.3.1 Exit-Infekt

Ein Exit-Infekt **(Abb. 15-8)** ist eine Infektion der Katheteraustrittsstelle mit Rötung, Schwellung und eitriger Sekretion.

Krusten rund um den Exit sind nicht grundsätzlich Zeichen einer Exit-Infektion. In aller Regel lässt sich auch ein Erreger im Sekret nachweisen. Bei der Bewertung der Katheteraustrittsstelle empfiehlt es sich, intern ein einheitliches Klassifikationssystem zu verwenden. So ist die Bewertung im Rahmen eines Qualitätsmanagementsystems für alle Mitarbeiter im Team nachvollziehbar und aussagekräftig. Der «Arbeitskreis für angewandte Hygiene in Behandlungseinheiten für Dialyse» empfiehlt in seiner Publikation 2013 das in **Tabelle 15-1** wiedergegebene Klassifikationssystem in Anlehnung an Twardowski.

Ein blander Exit (K0) weist keine Entzündungszeichen auf. Der Exit besteht länger als 6 Monate. Der Sinustrakt ist gut epithelialisiert und meist trocken.

Eine Rötung von mehr 0,5 cm um den Katheter bedarf sorgfältiger Exit-Pflege und Beobachtung. Der Exit ist nicht schmerzhaft (K1).

Eine deutliche Rötung von mehr als 0,5 cm (K2) mit Krusten, Sekret und Eiter weist auf einen Exit-Infekt hin. Der Exit ist schmerz-

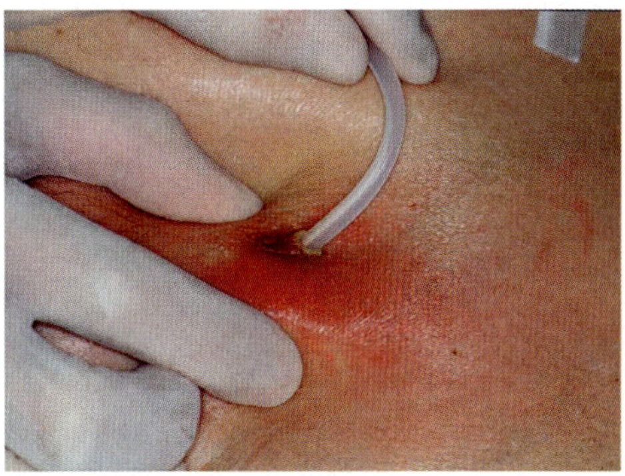

Abbildung 15-8: Exit-Infekt

Tabelle 15-1: Klassifikation der Katheteraustrittsstelle (KAST) bei Peritonealdialysekathetern

Klasse	Definition	Empfohlene Therapie
0	• blander Exit • keine Entzündungszeichen • intakte Haut	• kein Verband • kein Wundbettpflaster • Zug- und Druckentlastung • Wechsel nach jedem Duschen
1	• mäßige Rötung (< 0,5 cm um KAST) • trockene Kruste • kein Sekret • Tupfer trocken	• kein Verband • kein Wundbettpflaster • Zug- und Druckentlastung • Wechsel nach jedem Duschen
2	• deutliche Rötung (> 0,5 cm um KAST) • keine Schmerzen • spärliches, klares oder gelbliches Sekret, kein Eiter • Tupfer mit Sekret benetzt	• KAST-Pflege, z. B. mit Polyhexanid®, Octenidin® oder Octeniderm® • Verbandwechsel täglich mit Wundbettpflaster • Exit- und Nasenabstrich • Antibiose nach ärztlicher Anordnung • Fotodokumentation
3	• Rötung wie 2 • deutliches Sekret mit Schorf • reichlich Sekret am Tupfer • evtl. etwas Eiter	• wie 2 • Blutkulturen • Antibiose • Sonographie des Tunnels
4	• floride eitrige Entzündung • Gefahr eines Tunnelinfekts	• wie 3 • ggf. Entfernen des Katheters

haft und es findet sich reichlich Granulationsgewebe (**Abb. 15-9**).

Eine floride eitrige Entzündung (K3) birgt die Gefahr eines Tunnelinfekts (K4).

Exit-Pflege

Die Untersuchung des Exits erfolgt optisch durch Bewertung folgender Parameter:

- Rötung
- Schwellung und Krusten
- Austritt eitriger oder seröser Flüssigkeit
- Unterscheidung des Gewebes rund um den Exit in Epithel- oder Granulationsgewebe.

Der Kathetertrakt wird vorsichtig und unter hygienischen Bedingungen ausgestrichen. Tritt Flüssigkeit aus, erfolgt ein Abstrich zum Nachweis des Erregers und zur gezielten Antibiotikatherapie. Abstriche von lokal gereizten und evtl. infizierten Punktionsstellen bzw. von der Katheterausstrittsstelle müssen vor der Gabe von Antibiotika mit sterilen, mit 0,9%iger Kochsalzlösung angefeuchteten Watteträgern entnommen werden.

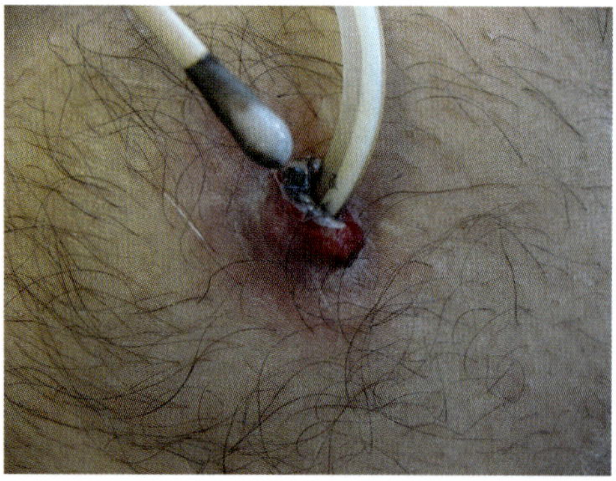

Abbildung 15-9: Granulationsgewebe am Exit mit Silbernitrat behandelt.

Eine gute Exit-Pflege ist die beste Prävention eines Exit-Infekts.

Kommt es dennoch zu einem Exit-Infekt, sind folgende pflegerische Aspekte zu berücksichtigen:

- Krusten werden niemals gewaltsam entfernt, sondern mit einer sterilen Lösung (z. B. NaCl 0,9 %) aufgeweicht und nach Möglichkeit behutsam entfernt. Eine Blutung beim Entfernen bedeutet erhöhte Infektionsgefahr für den Exit und zieht unweigerlich neue Krusten nach sich.
- Blutendes Granulationsgewebe kann evtl. mit Silbernitrat («Höllenstift») vorsichtig verätzt werden.
- Eine gute Dokumentation, evtl. auch mit Fotos, hilft beim Beurteilen des Infektionsverlaufs.

Von einer *Frühinfektion* spricht man, wenn eine Exit-Infektion früher als 14 Tage nach der Katheterimplantation auftritt. Dies geschieht in knapp 10 % aller Fälle. Eine Exit-Infektion ist kein seltenes Ereignis und tritt im Mittel etwa alle 3 Jahre ein.

15.3.2 Tunnelinfekt

Von einem Tunnelinfekt spricht man, wenn eine Infektion den Bereich der äußeren Muffe überschreitet und am Katheter entlang in der Bauchdecke fortschreitet. Der Nachweis gelingt sonographisch oder klinisch. Tunnelinfekte sind deutlich seltener als Exit-Infekte. Nach US-amerikanischen und deutschen Statistiken tritt eine Episode etwa alle 9–10 Jahre auf. 7–13 % aller Patienten unter kontinuierlicher ambulanter Bauchfelldialyse entwickeln während ihrer Behandlungszeit einen Tunnelinfekt, 33–78 % davon hatten zuvor schon einen Exit-Infekt.

Die Diagnose erfolgt entweder klinisch (im Verlauf des Katheters ist es zu einer auf der Haut sichtbaren Schwellung und Rötung gekommen, Druck auf den Katheterverlauf führt zum Austritt von Eiter aus dem Exit) oder besser sonographisch. Hierbei findet sich um den Katheter herum ein echoarmer Saum von mehr als 1 mm (**Abb. 15-10**). Dieser Saum schließt die äußere Muffe mit ein und reicht gelegentlich bis zum inneren Exit.

15.3.2.1 Keime

Am häufigsten finden sich bei Exit- und Tunnelinfekten grampositive Kokken (z. B. *Staphylococcus aureus* oder *Staphylococcus epidermidis*) als Auslöser. Selten sind gramnegative Keime, wie z. B. Pseudomonas, Klebsiellen oder *E. coli*, für eine Exit- oder Tunnelinfektion verantwortlich.

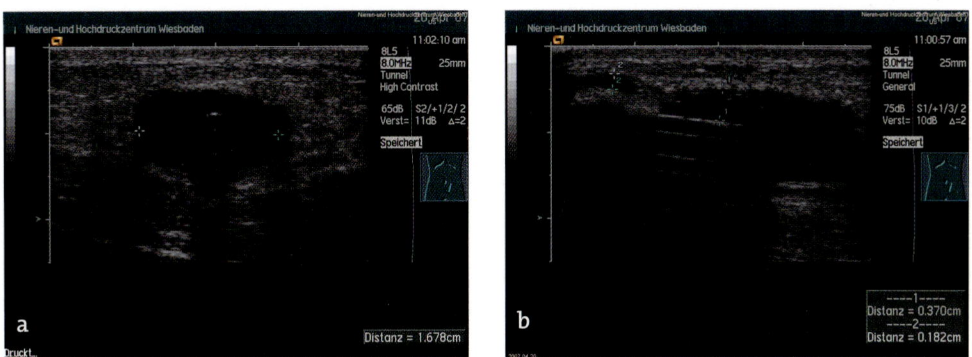

Abbildung 15-10: Sonografischer Nachweis eines «Flüssigkeitssaums» bei Tunnelinfekt.
a) Querdarstellung des Katheters; b) Längsdarstellung des Katheters

15.3.2.2 Risikofaktoren

Als Risikofaktoren für eine Exit- oder Tunnelinfektion werden diskutiert:

- das Katheterdesign
- die Implantationstechnik
- Exit-Verletzungen
- eine Staphylococcus-aureus-Besiedelung der Nase
- Immunsuppression
- Adipositas
- enge Kleidung.

Katheterdesign
Derzeit liegen keine gesicherten Daten vor, ob ein bestimmter Katheter in Bezug auf Infektionen einen Vorteil gegenüber einem anderen bringt. Es gibt nur Hinweise darauf, dass zweimuffige weniger Komplikationen bereiten als einmuffige Katheter.

Implantationstechnik
Auch wenn es wissenschaftlich nicht bewiesen ist, gehen die meisten Experten davon aus, dass eine schonende, atraumatische Implantationstechnik für ein infektfreies Einheilen des Katheters günstig ist.

Umstritten ist derzeit noch, ob eine perioperative Antibiotikabehandlung zur Vermeidung von Frühinfektionen nützlich ist. In den Leitlinien zur Prävention infektiöser Komplikationen wird jedoch die perioperative Gabe von Antibiotika (Vancomycin) empfohlen.

Staphylococcus-aureus-Besiedelung der Nase
Eine Besiedelung mit *Staphylococcus aureus* ist ein Risikofaktor für die Entwicklung eines Exit- oder Tunnelinfekts. Die meisten Patienten mit einem katheterassoziierten Infekt weisen eine nasale Besiedlung mit *Staphylococcus aureus* auf. Deren topische Behandlung scheint die Wahrscheinlichkeit eines Katheterinfekts zumindest bei den durch Staphylokokken verursachten Infekten zu reduzieren. Daher empfiehlt sich bei Patienten unter Peritonealdialyse der regelmäßige bakteriologische Abstrich der Nasenvorhöfe. Beim Nachweis von *Staphylococcus aureus* im Abstrich kann versucht werden, diesen Keim z. B. mit Mupirocin-Salbe, einem Antibiotikum speziell gegen Hautbesiedelung durch *S. aureus*, über mehrere Tage zu eleminieren.

Nach erfolgreicher Elimination der Staphylokokken aus der Nasenschleimhaut erfolgt oft eine rasche Wiederbesiedelung, sodass eine periodische Behandlung (z. B. alle 4 Wochen für jeweils 5 Tage) angezeigt scheint. Neueren Untersuchungen zufolge ist auch eine prophylaktische topische Behandlung des Exits mit Antibiotika (z. B. Mupirocin oder Gentamycin) erfolgreich. So gehen manche Zentren dazu über, alle Patienten am Exit unabhängig von ihrer Keimbesiedelung prophylaktisch mit Lokalantibiotika zu behandeln. Inwiefern dies der Entwicklung einer Resistenz gegen die eingesetzten Antibiotika Vorschub leistet, ist derzeit noch unklar.

Immunsuppression
Die Unterdrückung der Infektabwehr, wie sie manche Erkrankungen (z. B. Diabetes mellitus, Plasmozytom, Hypogammaglobulinämie) mit sich bringen oder wie sie durch Immunsuppressiva (z. B. Steroide, Zytostatika) hervorgerufen wird, geht generell mit einem erhöhten Infektionsrisiko einher.

Enge Kleidung
Jede mechanische Belastung der Katheteraustrittsstelle sorgt für eine lokale Hypoxämie und damit ebenfalls für ein erhöhtes Infektionsrisiko.

15.3.2.3 Therapie

Ein Tunnelinfekt bedarf meist einer längeren Antibiotikatherapie, nicht selten über 4–8 Wochen. Da sich die Keime auch in der Dacronmuffe oder in einem Biofilm entlang des Katheters festsetzen können, führt eine Antibiotikatherapie des Tunnelinfekts nur in etwa der Hälfte der Fälle wirklich zum Erfolg. Ist auch nach mehreren Wochen der Antibiotikatherapie noch immer ein Infekt nachweisbar bzw. tritt die Infektion wenige Tage bis Wochen nach Beendigung der Behandlung wieder auf, muss die Entfernung bzw. der Austausch des Peritonealdialysekatheters erwogen werden. Dies kann u. U. je nach klinischem Befund in einer Operation geschehen.

15.3.3 Peritonitis

Die Peritonitis ist eine Entzündung des Peritoneums, hervorgerufen meist durch den Eintritt von Keimen oder Pilzen in die Bauchhöhle, wo sie ein günstiges Klima für ihr Wachstum finden (Abb. 15-11). Wärme, eine Temperatur von ca. 37 °C und eine Glukose-Elektrolyt-Lösung sind ein idealer Nährboden. Allerdings entsteht nicht aus jeder bakteriellen Kontamination eine Peritonitis.

Der Körper hat verschiedene lokale Abwehrsysteme:

- Abtransport der jeweiligen Erreger durch Lymphe
- Elimination der entsprechend Keime durch Phagozytose
- immunregulierende Stoffe (Zytokine, Prostaglandine) zur Abwehr von Bakterien im Mesothel.

15.3.3.1 Kontaminations- und Infektionswege

Intraluminale Kontamination

Die Erreger werden mit der Dialyselösung in die Bauchhöhle gespült. Ursachen sind z. B. Handhabungsfehler oder eine verkeimte Dialyselösung bei defekten Dialysebeuteln. Bei Verdacht auf eine intraluminale Kontamination ist ein Nachtraining erforderlich, evtl. ist ein Hausbesuch notwendig. Auch die Verwendung defekter Dialysebeutel ist meist ein Handhabungsfehler und somit vermeidbar.

Periluminale Kontamination

Die Erreger wandern am Peritonealkatheter entlang in die Bauchhöhle. Ursachen sind Exit- und Tunnelinfekte.

Bei Verdacht auf eine periluminale Infektion empfehlen sich zur sicheren Abklärung folgende Untersuchungen:

- Sonographie des Tunnelverlaufs
- Abstrich von Exit und Nase bei Exsudat am Exit.

Finden sich bei einem Tunnelinfekt im Abstrich des Exit-Exsudats dieselben Keime wie im Auslaufdialysat, sollte der Katheter entfernt und für eine Übergangszeit von mindestens 4–6 Wochen die Hämodialyse durchgeführt werden.

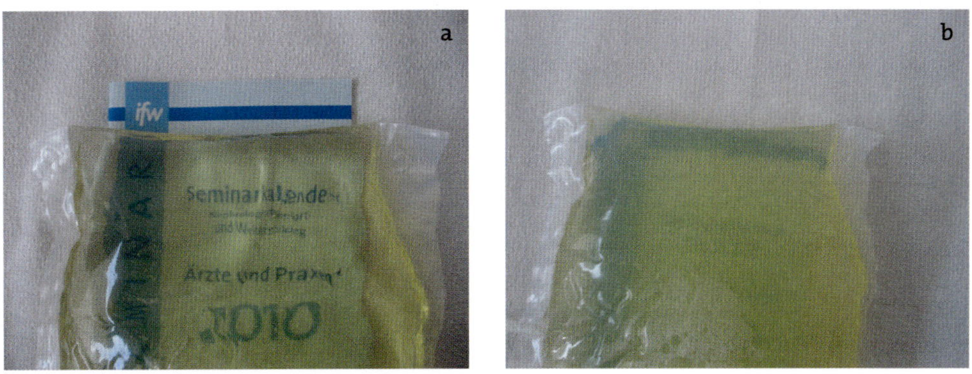

Abbildung 15-11: Veränderung des Auslaufdialysates bei Peritonitis.
a) normal klares Auslaufdialysat; b) trübes Auslaufdialysat bei bakterieller Peritonitis

Transmurale Infektion
Die Keime wandern durch die Darmwand in die Bauchhöhle. Eine durch Darmkeime verursachte Peritonitis ist lebensbedrohlich. Die Ursache ist meist eine Darmperforation, z. B. bei Divertikulitis, oder eine sonstige Verletzung des Darms. Bei dieser schweren Form der Peritonitis finden sich im Dialysat verschiedene Keime der Darmflora. Auch in diesem Fall wird der Katheter explantiert, eine spätere Neuimplantation ist jedoch nur in einigen Fällen möglich.

Ob eine schwere Obstipation ebenfalls zur Entstehung einer Peritonitis mit Darmkeimen führen kann, ist unklar. Dennoch sollten die Patienten entsprechend geschult und beraten werden, damit es möglichst zu keiner nennenswerten Obstipation kommt.

Hämatogene Streuung
Bei der hämatogenen Streuung wird das Bauchfell durch im Blut befindliche Keime infiziert. Solch eine Bakteriämie kann durch blutige Eingriffe, z. B. in der Mundhöhle, im Hals-Nasen-Rachen-Raum oder bei Eingriffen am Darm erfolgen. Ob eine Antibiotikaprophylaxe analog der Endokarditisprophylaxe bei Klappenträgern die Gefahr einer hämatogen bedingten Peritonitis verringert, ist unklar.

Aszendierende Peritonitis
Die über den weiblichen Genitaltrakt aufsteigende (aszendierende) Peritonitis bei Patientinnen unter Peritonealdialyse wird in der Literatur beschrieben, kommt jedoch sehr selten vor.

Pilzperitonitiden
Therapeutisch und diagnostisch gleichermaßen problematisch sind durch Pilze hervorgerufene Peritonitiden. Sie sind insgesamt selten, aber bedrohlich. Wir unterscheiden:

- Peritonitiden durch Hefepilze (z. B. Candida) und
- durch Schimmelpilze (z. B. Aspergillus).

Oft entwickeln sich Pilzperitonitiden infolge einer lang anhaltenden Antibiotikabehandlung bei bakterieller Peritonitis. Obwohl Fälle einer Heilung durch eine antimykotische Therapie beschrieben wurden, wird in den Leitlinien in dieser Situation empfohlen, den Peritonealdialysekatheter zu entfernen.

Sehr viel seltener sind Peritonitiden, die durch Schimmelpilze verursacht werden. Mögliche Quelle für eine solche Infektion sind Kompostierbehälter. Die Patienten sollten daher den Kontakt mit häuslichem Biomüll vermeiden. Vor allem der Sprung in die Biomülltonne, um mehr Platz für weiteren Müll zu schaffen, sollte unterbleiben.

15.3.3.2 Diagnose und Differenzialdiagnose

Infektiös bedingte Peritonitis
Zur Sicherung der Diagnose «Peritonitis» müssen zwei der folgenden drei Kriterien erfüllt sein:

- trübes Dialysat mit mehr als 100 Zellen/l, von denen in der Regel über 50 % neutrophile Granulozyten sind
- klinische Symptome mit Bauch- bzw. Flankenschmerzen, Übelkeit, Erbrechen, Durchfall
- Nachweis von Bakterien oder Pilzen in der Gram-Färbung oder Kultur.

Die Symptome treten unterschiedlich intensiv und meist nicht gleichzeitig auf. Bei einer Trübung des Dialysates muss der Patient sofort an eine Peritonitis denken und sein Dialysezentrum aufsuchen. Der Beutel mit dem trüben Dialysat wird mitgebracht.

Im Dialysezentrum sollten alle möglichen Ursachen der Beuteltrübung in Betracht gezogen werden. Die Trübung einer Dialysatlösung kann, wenn auch selten, eine harmlose Ursache haben. Unverändert gilt jedoch, dass der Patient bei Auftreten einer Dialysattrübung unverzüglich seinen behandelnden Arzt aufsuchen sollte.

> **Wichtig!**
>
> Bei einer Dialysattrübung muss der Patient sofort an eine Peritonitis denken und sein Dialysezentrum oder den behandelnden Arzt aufsuchen. Der Beutel mit dem trüben Dialysat ist mitzubringen.

Nicht infektiös bedingte Peritonitis

Mögliche Ursachen einer nicht infektionsbedingten Dialysattrübung sind:

- eosinophile Peritonitis
- Chylusbeimengungen
- Blutbeimengungen
- Medikamente
- Beginn der Peritonealdialyse mit geringem Volumen
- Beginn der Peritonealdialyse bei Patienten mit Aszites.

Abbildung 15-12 zeigt die Differenzialdiagnose der Peritonitis.

Eosinophile Peritonitis. Im Dialysat finden sich normalerweise weniger als 1 % eosinophile Leukozyten, bei der eosinophilen Peritonitis erhöht sich dieser Anteil auf über 5 %. Die Ursache der eosinophilen Peritonitis ist unklar. Da dieses Phänomen meist zeitgleich mit dem Beginn der Peritonealdialyse auftritt, werden allergische Reaktionen auf die eingebrachten

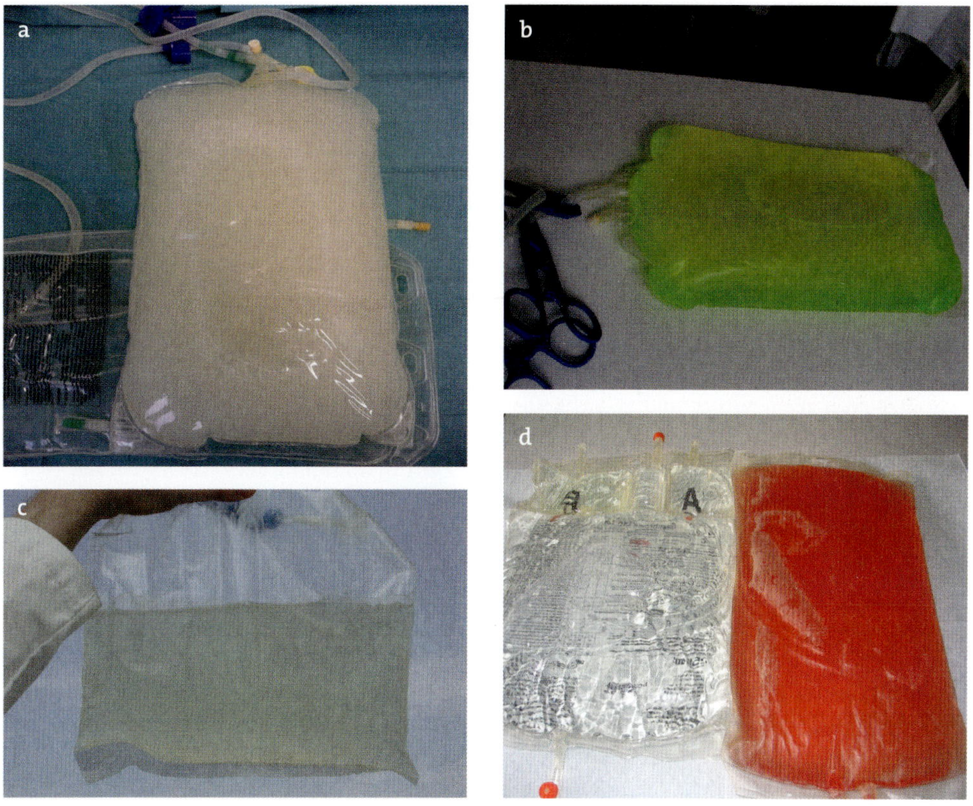

Abbildung 15-12: Differenzialdiagnose der Peritonitis.
a) Chylöses Dialysat bei Pankreatitis; b) Kontrastmittel; c) Medikamente (Carmen®); d) Blut

«Fremdkörper» (Katheter, Dialyselösung) vermutet.

Der Nachweis der eosinophilen Leukozyten erfolgt durch Färbung zentrifugierter Zellen des Dialysates, mit der sich der Anteil eosinophiler Leukozyten bestimmen lässt. Die eosinophile Peritonitis ist selbstlimitierend, das heißt, sie verschwindet von alleine und bedarf keiner weiteren Behandlung.

Chylusbeimengungen. Gelegentlich kommt es zu einem nennenswerten Übertritt von Lymphe ins Dialysat, das dann weißlich aussieht. Häufig findet sich keine Ursache, selten liegt jedoch eine maligne Erkrankung vor. Der Nachweis erfolgt durch Sudanrot-Färbung oder Bestimmung der Triglyzeridkonzentration im Dialysat.

Blutbeimengungen. Blutbeimengungen treten gelegentlich bei Frauen während des Eisprungs oder der Menstruation auf und führen zu einer Rosa- oder Rotfärbung des Dialysates. Auch diese Veränderung ist meist selbstlimitierend und bedarf keiner Behandlung. Sollte die Rotfärbung nicht von allein zurückgehen, ist eine weitere Abklärung erforderlich.

In wenigen Fällen kommt es zu Blutbeimengungen durch kleine Blutungen der intraperitonealen Gefäße, z. B. durch erhöhte intraperitoneale Druckbelastung. Auch diese Rotfärbung geht meist von allein zurück und bedarf keiner Behandlung.

Selten kommt es durch Organruptur oder einen Riss in einem intraperitonealen Gefäß zu einer massiven, lebensbedrohlichen Blutung, die sofortiger Notfallbehandlung bedarf.

Medikamente. In mehreren Publikationen wurde berichtet, dass unter Lercanidipin (z. B. Carmen®), einem Kalziumantagonisten, trübe Dialysatausläufe ohne Entzündungszeichen und ohne Leukozytenanstieg auftraten. Nach Absetzen von Lercanidipin waren die Ausläufe wieder klar, eine antibiotische Behandlung ist nicht erforderlich.

Beginn der PD mit geringem Volumen. Häufig sind die ersten Dialysatausläufe entweder leicht blutig oder etwas trüb. Das Dialysevolumen ist zu Beginn sehr gering und leicht blutige, «fleischfarbene» oder schwach trübe Auslaufdialysate haben oft eine harmlose Ursache. Hat der Patient keinerlei abdominelle Schmerzen, kann auf eine Diagnostik verzichtet werden, wenn die Ausläufe im Laufe der nächsten zwei bis drei Beutelwechsel klarer werden. Eine sorgfältige Beobachtung des Patienten ist zwingend erforderlich, ebenso die Rücksprache mit dem Nephrologen und eine gute Dokumentation.

Beginn der PD bei Patienten mit Aszites. Abhängig von der Ursache des Aszites kann das Auslaufdialysat bei diesen Patienten in einigen Fällen bei normalen oder leicht erhöhten Leukozytenwerten über mehrere Tage hinweg trüb sein.

15.3.3.3 Aufgaben der Pflegeperson in der Diagnostik

Entsprechend den Standards des jeweiligen Zentrums hat die Pflegekraft verschiedene Aufgaben. Aus dem vom Patienten mitgebrachten trüben Dialysat und/oder aus einem frischen Auslaufbeutel werden mehrere Proben entnommen, und zwar:

- für Dialysatkulturen (in Blutkulturflaschen)
- für die Gramfärbung und
- zur Bestimmung der Leukozytenzahl.

Dialysatkulturen

Es werden sowohl aerobe als auch anaerobe Kulturen angelegt. Jede Kulturflasche wird mit 10 ml Dialysat beimpft. Die Entnahme des Dialysates und die Beimpfung der Kulturen muss steril durchgeführt werden, um zu verhindern, dass eine Verschleppung kontaminierender Keime das Ergebnis verfälscht.

Unzureichende Desinfektion, Verunreinigung des Gummistopfens der Blutkulturflasche beim Beimpfen und Unachtsamkeit bei der

Weiterverarbeitung im Labor sind mögliche Ursachen einer mikrobiellen Kontamination der Dialysatkultur und damit falsch-positiver Ergebnisse. Zu den Ursachen eines falsch-negativen Kulturergebnisses zählen:

- eine laufende antibiotische Therapie
- ein zu geringes Dialysatvolumen in der Kulturflasche
- eine zu lange Transportzeit oder
- zu lange vorbebrütete positive Dialysatkulturen, das heißt, die Erreger sind bereits abgestorben bzw. nicht mehr vermehrungsfähig.

Die Verfahren zum Keimnachweis beruhen auf der Messung von Kohlendioxyd, das durch bakterielles Wachstum entsteht. Blutkulturflaschen sollten daher bis zum Transport bei Raumtemperatur aufbewahrt werden. Werden sie zu lange vorbebrütet, besteht die Gefahr, dass sie nicht mehr als positiv erkannt werden. Das Wachstum hat ohne kontinuierliche Beobachtung und Messung der Blutkulturflaschen stattgefunden.

Dokumentiert werden:

- Entnahmezeit
- Transportzeit und
- die Dauer der Bebrütung.

Werden die Proben länger als 10 Stunden vor der Beobachtung und Messung bebrütet, findet u. U. kein Wachstum mehr statt.

Gramfärbung

Die Gramfärbung wird nicht in allen Zentren durchgeführt. Für die Untersuchung sind 10 ml Dialysat notwendig, die zentrifugiert werden. Der Überstand wird verworfen. Die angereicherte Zellsuspension wird auf einem Objektträger ausgebracht, getrocknet und gefärbt. Mit Hilfe der Gramfärbung lassen sich grampositive (z.B. Staphylokokken) und gramnegative Keime (z.B. Pseudomonas, Klebsiellen, E. coli) unterscheiden. Das Ergebnis dieser Untersuchung liegt meist innerhalb weniger Stunden vor. Ob man sich auch bei der Wahl des initial eingesetzten Antibiotikums an diesen Ergebnissen orientiert, ist umstritten. Beim Nachweis von Pilzen kann jedoch die Zeit bis zur Einleitung einer antimykotischen Therapie (entsprechend den Kulturergebnissen) verkürzt und der Patient schon wenige Stunden nach Diagnosestellung einer Peritonitis keimgerecht behandelt werden.

Bestimmung der Leukozytenzahl

Aus dem Dialysat werden 10 ml für die Auszählung der Leukozyten entnommen. Im Verlauf der Antibiotikabehandlung ist die tägliche Messung der Leukozyten wesentlich zur Beurteilung des Behandlungserfolgs. Am besten wird die Messung immer aus dem Beutel mit einer langen Verweilzeit («Long-dwell»-Beutel) vorgenommen. Die Leukozytenzahl liegt bei peritonitisfreien Patienten unter 100/µl. Sie ist bei Peritonitis praktisch immer erhöht. Idealerweise kann die Zahl der Granulozyten ermittelt werden. Bei einer bakteriellen Peritonitis liegt der Anteil der neutrophilen Granulozyten an der gesamten Leukozytenzahl deutlich über 50 %.

Die Entnahme einer Dialysatprobe zur Bestimmung der Leukozytenzahl muss nicht steril durchgeführt werden.

15.3.3.4 Statistische Erfassung und Dokumentation

Jedes Peritonealdialysezentrum hat ein ihm eigenes Keimspektrum, das sich von dem anderer Zentren meist unterscheidet. Um sowohl über die Häufigkeit der infektiösen Komplikationen als auch die verantwortlichen Keime in einem Zentrum Erkenntnisse zu gewinnen, sind eine gute Dokumentation und jährliche Auswertung sinnvoll. Entsprechend kann sich die initiale Therapie einer Peritonitis, d. h. die Antibiotikatherapie vor Eintreffen des Kulturergebnisses, ändern. Treten in einem Zentrum vermehrt Peritonitisfälle mit methicillinresistentem *Staphylococcus aureus* (MRSA) auf, wird man diesem

Umstand in der Initialbehandlung durch Einsatz entsprechend wirksamer Antibiotika (z. B. Vancomycin) Rechnung tragen. Auch eine ungewöhnliche Häufung seltener Bakterien als Verursacher von Peritonitiden kann zu Recherchen und ggf. Änderungen der Vorgehensweisen führen. Den internationalen Empfehlungen entsprechend sollte in einem Zentrum im Mittel höchstens alle 18 Behandlungsmonate ein Fall von Peritonitis auftreten.

Peritonitiden ohne Keimnachweis bedürfen einer sorgfältigen Abklärung bezüglich der Probenentnahmen, der Lagerung sowie der Transportzeiten der Proben und der jeweils verwendeten Nährböden. Das beteiligte Labor sollte in die Suche nach der Ursache einbezogen werden. Die Dokumentation sollte sehr sorgfältig geführt und die regelmäßige Auswertung der Ergebnisse mit dem Labor besprochen werden.

15.3.3.5 Pflegerische Maßnahmen bei Peritonitis

Auf die früher durchgeführte Lavage («schnelle Wechsel») wird heute verzichtet, weil dabei Phagozyten und Immunglobuline entfernt werden und der Krankheitsverlauf dadurch eher nachteilig beeinflusst wird. Bei einer sehr schmerzhaften Peritonitis und intensiver Trübung kann ein einmaliger rascher Beutelwechsel jedoch schmerzlindernd wirken. Da es im Rahmen einer Peritonitis nicht selten zu einer Beschleunigung des Transportverhaltens der peritonealen Membran kommt, muss je nach Ausprägung dieser Veränderungen bisweilen die Frequenz der Beutelwechsel von vier auf fünf erhöht werden, um eine adäquate Ultrafiltration aufrechtzuerhalten. Unter Umständen kann es auch sinnvoll sein, Polyglukose im langen Behandlungsintervall (z. B. nachts) einzusetzen.

Wechsel der Katheterverlängerung

Einige Tage nach erfolgreicher Behandlung einer Peritonitis sollte – noch unter laufender Antibiotikatherapie – die Katheterverlängerung ausgewechselt werden. Dies verringert die möglicherweise biofilm- und damit keimbelasteten Plastikanteile.

Schmerztherapie

Die Schmerzbehandlung erfolgt nach Anweisung des behandelnden Arztes. Ziel ist es, den Schmerz weitestgehend zu kontrollieren. Die Gabe zentral wirksamer Schmerzmittel führt nicht selten zu einer Obstipationsneigung. Hier sind rechtzeitig Maßnahmen zur Prävention zu ergreifen.

Ursachenforschung

Zur Vermeidung weiterer Peritonitiden sollten nach Möglichkeit die Ursachen der Peritonitis abgeklärt werden. Dazu muss mit dem Patienten vor dem Hintergrund seiner persönlichen Situation ein ausführliches Gespräch geführt werden, bei dem geklärt wird, ob es in den vergangenen Tagen zu Besonderheiten beim Beutelwechsel gekommen ist.

Im Gespräch ist deutlich hervorzuheben, dass die Ursachensuche keine Schuldzuweisung, sondern Gefahrenabwehr für die Zukunft bedeutet.

Das bakteriologische Ergebnis und der Verlauf der Peritonitis helfen bei der Eingrenzung der Ursache. Eine Checkliste mit Beschreibung der pflegerischen Aufgaben finden Sie in Anhang 7.

15.3.3.6 Therapie der Peritonitis

Die Behandlung der Peritonitis ist je nach Schweregrad ambulant oder stationär durchzuführen. Die Entscheidung darüber trifft der behandelnde Arzt. Da bei Vorstellung des Patienten mit akuter Peritonitis noch keine Information über die verursachenden Keime vorliegt, muss die Behandlung zunächst empirisch erfolgen. Im günstigsten Fall existieren für das behandelnde Zentrum bereits Erfahrungen bezüglich der Häufigkeit des Auftretens verschiedener Keime. Die Antibiotika werden in der Initialbehandlung so gewählt, dass möglichst viele der in Frage kommenden Keime abgedeckt sind. Das bedeutet, sowohl ein Antibiotikum mit ausgeprägter Wirksamkeit gegen grampositive (z. B. Staphylokokken) aber auch gramnegative Keime (z. B. Klebsiellen, Pseudomonas) einzusetzen. Die Antibiotikatherapie wird dann nach Erhalt des Ergebnisses der Dialysatkulturen je nach Ansprechen angepasst. Die Antibiotika werden in den meisten Zentren intraperitoneal verabreicht, wobei auch eine intravenöse Gabe durchaus möglich und sachgerecht ist. Jedes Zentrum hat für die Initialbehandlung der Peritonitis ein auf seine Bedürfnisse zugeschnittenes Behandlungsschema. So ist gewährleistet, dass Patienten auch nachts und am Wochenende adäquat versorgt werden. Wird das Antibiotikum intraperitoneal verabreicht, sollte eine Mindestverweilzeit des Dialysates von 6 Stunden nicht unterschritten werden, damit das Antibiotikum auch komplett resorbiert werden kann. Bei ca. 20 % der Patienten mit Peritonitis lassen sich im Dialysat keine Keime anzüchten. Bei diesen so genannten kulturnegativen Peritonitiden entscheidet sich die weitere Therapie anhand des Ansprechens innerhalb der ersten 3–4 Tage. Bei rascher Besserung des klinischen Zustands und Abfall der Leukozyten im Dialysat wird nach 5 Tagen das gegen die gramnegativen Keime gerichtete Antibiotikum (meist Gentamycin) aus der Therapie entfernt und diese für weitere 10 Tage mit dem gegen die grampositiven Keime gerichteten Antibiotikum (Vancomycin, Cefalosporine oder Penicilline) fortgesetzt. Schwierig wird es, wenn kein Keimnachweis geführt werden kann und der Patient auf die Initialtherapie nicht anspricht. Hier empfehlen sich nach nochmaliger Gewinnung von Dialysatkulturen der Wechsel des Antibiotikaregimes und, sollte es auch dann nicht zu einer Besserung der klinischen Situation kommen, eine Explantation des Peritonealdialysekatheters.

Wichtig!

Pflegerisch ist besonders darauf zu achten, dass die Zugabe von Antibiotika zu den Dialyselösungen steril vorgenommen wird. Sehr wichtig zur Verlaufskontrolle sind regelmäßige Leukozytenzählungen aus dem Dialysat. Die entsprechenden Proben werden zur besseren Vergleichbarkeit meist aus dem ersten Auslauf des Tages gewonnen.

15.3.3.7 Behandlungsdauer

Die Leukozyten normalisieren sich meist innerhalb von einer Woche bis 10 Tagen. Die Dauer der Behandlung richtet sich entsprechend den internationalen Empfehlungen nach dem klinischen Ansprechen sowie dem nachgewiesenen Keim (Pseudomonas-Peritonitiden bedürfen einer mindestens 4-wöchigen antibiotischen Behandlung).

15.3.3.8 Behandlung der Peritonitis bei Patienten unter APD

Bei Patienten unter apparativer Peritonealdialyse (APD) werden die Antibiotika meist einmal täglich intraperitoneal in den Beutel mit der langen Verweilzeit gegeben. Eine Umstellung auf die kontinuierliche ambulante Bauchfelldialyse (CAPD) in der Anfangsphase der Behandlung der Peritonitis ist auch problemlos möglich, da heute alle Systeme CAPD- und APD-kompatibel sind.

15.3.3.9 PD-Regime während der Peritonitis

Während einer Peritonitis ist das Bauchfell für Wasser, Zucker und Stoffwechselprodukte permeabler als zu peritonitisfreien Zeiten. Das bedeutet: Glukose aus der Dialyselösung wandert sehr rasch ins Blut, dadurch entsteht ein Ultrafiltrationsverlust und die Gefahr der Überwässerung steigt für die Zeit der Peritonitis.

Während der Peritonitis ist der Eiweißverlust in die Dialyselösung sehr groß (bis zu 30 g/d). Das bedeutet für die Therapie:

- Bei Patienten ohne ausreichende Restausscheidung gelten für die Dauer der Peritonitis eine Anpassung der Verweilzeit der Dialyselösungen an die Ultrafiltration (in aller Regel eine Verkürzung) und evtl. eine Flüssigkeitsrestriktion.
- Auf eine ausreichende Eiweißzufuhr sollte geachtet werden, auch wenn unklar ist, ob dies einen klinischen Nutzen bringt.

Sollte die Ultrafiltration auch nach einer abgelaufenen Peritonitis weiterhin abnehmen und evtl. auch ein Anstieg der Retentionswerte auftreten, empfiehlt es sich, die Transporteigenschaften des Peritoneums erneut zu überprüfen, um die Behandlung an Veränderungen anzupassen.

15.3.3.10 PD-Regime und Ernährung unter Peritonitis

Das PD-Regime wird entsprechend dem klinischen Befund angepasst. Soweit möglich erhält der Patient Wunschkost, selbstverständlich unter regelmäßiger Kontrolle von Kalium und Retentionsparametern. Auch die Flüssigkeitseinschränkung richtet sich nach dem klinischen Befund und der Restdiurese.

15.3.3.11 Peritonitisrezidiv

Von einem Peritonitisrezidiv spricht man, wenn innerhalb von 4 Wochen nach dem ersten Auftreten einer Peritonitis erneut eine Peritonitis auftritt. Die Sanierung ist bei biofilmbildenden Keimen (z. B. Pseudomonas) erschwert.

Gelegentlich besteht die einzige Möglichkeit, einen Infekt zu sanieren bzw. das Leben des Patienten zu erhalten, darin, den Peritonealdialysekatheter zu entfernen. Dies muss vor allem dann erwogen werden, wenn zugleich mit der Peritonitis noch ein Exit- oder Tunnelinfekt, womöglich mit demselben Keim, vorliegt.

Weitere Gründe für das Entfernen des PD-Katheters können sein:

- Nichtansprechen auf eine antibiotische Therapie
- Peritonitis im Rahmen einer Pilzinfektion
- so genannte fäkale Peritonitis, d.h. eine Peritonitis mit mehreren typischen Darmkeimen.

Bei allen therapeutischen Überlegungen sollten die Gesundheit des Patienten und der langfristige Schutz des Peritoneums für die Therapie im Mittelpunkt stehen. Die Entfernung des Katheters bedeutet für den Patienten sicher ein einschneidendes Ereignis und bedarf guter Aufklärung und Beratung über die Notwendigkeit und Sinnhaftigkeit dieser Maßnahme.

15.3.3.12 Enkapsulierende peritoneale Sklerose

Die enkapsulierende peritoneale Sklerose (EPS, früher: sklerosierende Peritonitis) ist eine in den vergangenen Jahren zunehmend beobachtete, bedrohliche Komplikation der Peritonealdialyse. Bedingt durch einen aseptischen Entzündungsprozess kommt es zu einer massiven peritonealen Fibrose und Sklerose mit Ummantelung von Dünn- und Dickdarmschlingen sowie zu einer kokon- bzw. walzenartigen Verschlingung von Dick- und Dünndarmanteilen. Diese Veränderungen führen zu bisweilen heftigen abdominellen Beschwerden bis hin zu Subileus- und Ileuszuständen. Darüber hinaus kommt es zu einem zunehmenden Verlust der Effektivität und Ultrafiltration der Peritonealdialyse, sodass zu einer ausgeprägten Mangelernährung häufig auch eine Überwässerung hinzutritt. In der Anfangsphase werden neben unspezifischen Bauchschmerzen gelegentlich auch leicht blutige Dialysatausläufe beobachtet. Keime können nicht nachgewiesen werden. Radiologisch finden sich im Computertomogramm meist eine Verdickung des Peritoneums sowie Verkalkungen und eine in fortgeschrittenen Stadien ausgeprägte Kokonbildung (Wassersack). Feingeweblich zeigen sich eine ausgedehnte peritoneale Fibrose und Sklerose mit reichlich fibrösem Material.

Die EPS ist eine Komplikation der Langzeitdialyse. So nimmt das Auftreten dieser Komplikation von 2 % bei einer Dialysedauer von 5–8 Jahren auf knapp 20 % nach 15 Behandlungsjahren zu.

Ursache

Die Ursache der sklerosierenden enkapsulierenden Peritonitis ist unklar. Oft finden sich in der Vorgeschichte des Patienten gehäuft Episoden schwerer bakterieller Peritonitiden. Unklar bleibt die Bedeutung der Exposition zu bioinkompatiblen Stoffen inkl. Lactat, Weichmachern und anderen Fremdstoffen sowie einer hohen Glukosekonzentration in der Dialyselösung.

Behandlung

Die Behandlung der EPS ist meist schwierig. Zwar werden die Patienten bei begründetem Verdacht oder gesicherter Diagnose von der Peritonealdialyse auf die Hämodialyse umgestellt, das Fortschreiten der Sklerosierung und Entzündung im Bauchraum lässt sich dadurch jedoch leider nicht verhindern. In den meisten Fällen ist eine Operation mit Beseitigung von Briden und ausgedehnten Verwachsungen sowie Lösung der kokonartigen Darmschlingen die einzige lebenserhaltende Maßnahme. In leichteren Fällen kann auch eine immunsuppressive Behandlung mit Cortison und Azathioprin erfolgreich sein. Einigen wenigen kleineren Publikationen zufolge ist auch die Behandlung mit dem Antiöstrogen Tamoxifen in Einzelfällen erfolgreich.

Prognose

Die Prognose der EPS ist schlecht. Je nach Publikation werden bis zu 80 % Sterblichkeit angegeben. Daher sollten Patienten mit dieser Komplikation möglichst in Zentren behandelt werden, die darin über besondere Erfahrung verfügen.

16 Umstellung auf Hämodialyse

Die Peritonealdialyse ist ein limitiertes Verfahren. Das Bauchfell wird jährlich mit ca. 3000 l Dialyselösung bespült und verändert sich unter dieser Behandlung zum Teil erheblich. Daher ist es erforderlich, den Patienten rechtzeitig über einen anstehenden Verfahrenswechsel zu beraten. Dies gelingt meist gut, da sich eine Verschlechterung der Ultrafiltration bzw. die Entwicklung eines Membranversagens Typ II meist langsam entwickelt und der Patient bereits in dieser Phase auf den Wechsel vorbereitet werden kann. In Einzelfällen können Patienten, die früher Heimdialyseverfahren in Form der Peritonealdialyse durchgeführt haben, auf ein Heim-Hämodialyse-Verfahren umgestellt werden. Diese Therapieform ermöglicht dem Patienten weiterhin eine gewisse Eigenständigkeit und Unabhängigkeit vom Dialyseteam und erleichtert so die Entscheidung in Bezug auf den Wechsel von der Peritonealdialyse zur Hämodialyse.

Selbstverständlich ist bei einem drohenden Methodenversagen rechtzeitig an die Anlage einer Dialysefistel zu denken.

17 Peritonealdialyse und Transplantation

Patienten unter Peritonealdialyse können sich mit gleicher Aussicht auf Erfolg wie Patienten unter Hämodialyse einer Nierentransplantation unterziehen. Allerdings sind nach erfolgreicher Transplantation bei Patienten unter Peritonealdialyse einige Besonderheiten zu beachten.

Strittig ist der ideale Zeitpunkt für das Entfernen des Peritonealdialysekatheters. Manche Zentren explantieren den Katheter bereits bei der Transplantation, andere warten mit der Entfernung eher zu. Einheitliche Empfehlungen hierzu gibt es derzeit nicht. Wird, wie in den meisten Fällen, der Peritonealdialysekatheter bereits bei der Transplantation entfernt, muss bei einer Verzögerung der Transplantatfunktion oder einer schweren Abstoßungsreaktion mit mangelnder Ausscheidungsfunktion des Transplantats überbrückend eine Hämodialyse über einen passageren zentralvenösen Zugang erfolgen. Darüber hinaus kann die Diagnose bei einer während der Transplantation auftretenden enkapsulierenden peritonealen Sklerose (EPS) mit Aszitesbildung schwieriger sein als bei noch liegendem Peritonealdialysekatheter. Patienten mit Abstoßung der Niere nach Nieren-Pankreas-Transplantation sind nur bedingt für ein erneutes Peritonealdialyseverfahren geeignet. Aufgrund des Eingriffs kann es zu intraperitonealen Verwachsungen und postoperativen Veränderungen kommen, die eine adäquate Dialyse erschweren.

18 Peritonealdialyse im Akutbereich

Neben Patienten mit chronischem Nierenversagen können auch Menschen mit akutem Nierenversagen mit der Peritonealdialyse behandelt werden. Die Behandlungserfolge bei dieser Indikation sind denen der Hämodialyse sowie der Hämofiltration durchaus vergleichbar. Allerdings sind nicht alle Patienten mit akutem Nierenversagen für eine Peritonealdialyse geeignet. Eine abdominelle Operation mit liegenden Drainagen etc. ist meist eine Kontraindikation für die Peritonealdialyse. Sollte jedoch ohnehin eine Lavagierung des Abdomens erforderlich sein (z. B. bei schwerer nekrotisierender Pankreatitis oder intraabdominaler Abszedierung), kann die Dialyse gelegentlich bei gleichzeitigem Nierenversagen auch peritoneal, evtl. sogar mit Hilfe eines Cyclers, durchgeführt werden.

Umstritten ist, ob Patienten, die bei Urämie, gewissermaßen ungeplant, akut eine Dialyse benötigen, ohne Klärung der Eignung bzw. Voraussetzungen für eine Heimdialyse mit einer Peritonealdialyse behandelt werden sollen. So genannte «Crush-Landers» können oft nicht ausreichend voruntersucht und aufgeklärt werden, da sie in der akuten Situation meist durch die Urämie kognitiv erheblich beeinträchtigt sind. Dennoch wurde in größeren Fallserien belegt, dass ein solches Vorgehen möglich ist und zu insgesamt akzeptablen Ergebnissen führt, vor allem aber die Häufigkeit der Peritonealdialyse steigert. Es gilt jedoch zu beachten, dass eine «Fehlentscheidung» (Patient ist für ein Heimdialyseverfahren nicht geeignet, die Wohnverhältnisse lassen eine Lagerung bzw. die Peritonealdialyse nicht zu etc.) dann erfordert, den Bauchraum erneut zu eröffnen (Laparotomie), um den Peritonealdialysekatheter zu entfernen. Insofern sollte dieses Vorgehen zurzeit nur einigen wenigen, darauf spezialisierten Zentren vorbehalten bleiben.

Anhänge

Anhang 1
Standard: Wechsel der Katheterverlängerung

Ziel: Vermeidung einer Peritonitis, Leckage und/oder Ermüdung

Häufigkeit:

- Gambro, Stay Safe® und IDS: 2-mal/Jahr
- Baxter UV-Flash: 4-mal/Jahr.

Durchführende/r: erfahrene Pflegekraft

Vorbereitung:

- geschlossener Raum, Mund- und Nasenschutz für Patient und Pflegekraft
- sterilen Tisch richten: Tupfer, sterile Handschuhe, 2 Abdecktücher, Katheterklemme, Braunol®, Katheterverlängerung (systemabhängig), Dialyselösung (systemabhängig).

Durchführung:

- alten Bauchverband entfernen
- PD-Katheter bauchnah abklemmen
- Bauch mit sterilem Tuch abdecken
- unsterile Handschuhe anziehen
- Konnektion zwischen Katheter und Verlängerung über 3 Minuten mit in Jod (Braunol®) getränkten, sterilen Tupfern abwischen und Konnektion auf sterilem Tupfer ablegen
- Konnektion mit in Braunol® getränktem, sterilem Tupfer umwickeln
- sterile Handschuhe anziehen
- Katheterverlängerung abschrauben
- frische Katheterverlängerung in Non-Touch-Technik anschließen
- Beutelwechsel und Verbandwechsel nach Standard
- Dokumentation.

Anhang 2

Checkliste: Peritonealer Äquilibrationstest (PET)

Schritt	Maßnahmen/Hinweise	✔
1.	Einen 2-Liter-Beutel mit 2,27%iger Dialyselösung auf Körpertemperatur erwärmen.	
2.	Den Nachtbeutel (8–12 Stunden Verweilzeit) über 20 Minuten auslaufen lassen. Der Patient soll dabei sitzen oder stehen. Auslaufvolumen notieren. Probe zur Bestimmung von Harnstoff und Kreatinin ans Labor senden.	
3.	Den vorbereiteten 2-Liter-Beutel mit 2,27%iger Dialyselösung im Liegen in 400-ml-Schritten pro 2 Minuten über exakt 10 Minuten einlaufen lassen. Der Patient sollte dabei auf dem Rücken liegen und sich, den Einlaufportionen entsprechend, von einer Seite zur anderen drehen. *Beachte:* • Die Verweilzeit beginnt nach dem kompletten Einlauf. • Das tatsächliche Einlaufvolumen ist größer als das angegebene Volumen.	
4.	Dialysatproben nach 0 und 2 Stunden Verweilzeit entnehmen. *Durchführung:* • Ca. 200 ml Lösung in den leeren Einlaufbeutel zurücklaufen lassen und Beutel schütteln. • 190 ml wieder einlaufen lassen • Die restlichen 10 ml nach dem Abhängen für die Probe entnehmen und kennzeichnen.	
5.	Nach 2 Stunden Verweilzeit Blut abnehmen.	
6.	Nach 4 Stunden das Dialysat in liegender Position über 20 Minuten auslaufen lassen und Probe entnehmen.	
7.	Dialysat- und Blutproben zur Bestimmung von Harnstoff, Kreatinin und Glukose ans Labor senden.	
8.	Auslaufbeutel wiegen und Auslaufvolumen notieren. Das Volumen der Proben dem Auslaufvolumen hinzuaddieren.	

Anhang 3

Checkliste CAPD: Sammeln von 24-Stunden-Dialysat und -Urin zur Berechnung der Effektivität

Schritt	Maßnahmen/Hinweise	✔
1.	• Verwerfen des ersten ausgelaufenen Dialysates und des ersten Urins am Morgen.	
2.	• Dialysat und Urin über 24 Stunden sammeln. • Die Beutel mit dem ausgelaufenen Dialysat können bei Raumtemperatur aufbewahrt werden. • Urin kühl aufbewahren.	
3.	• Das ausgelaufene Dialysat in einem großen Standgefäß oder Eimer zusammenschütten, durchmischen und eine Probe entnehmen. • Alternativ jedem Dialysatbeutel 1 % der Dialysatmenge entnehmen. Bei einem Gewicht des Beutels von 2300 g 23 ml entnehmen. • Am einfachsten verwendet man dazu eine Spritze.	
4.	• Die Dialysatproben mischen. • Davon eine endgültige Probe als 24-Stunden-Dialysat zur Bestimmung von Harnstoff und Kreatinin ans Labor senden.	
5.	• Das Gesamtvolumen des ausgelaufenen Dialysates notieren.	
6.	• Eine Probe des 24-Stunden-Sammelurins zur Bestimmung von Harnstoff und Kreatinin ans Labor senden.	
7.	• Blutprobe abnehmen und zur Bestimmung von Harnstoff, Blutzucker, Albumin und Kreatinin ans Labor senden.	

Anhang 4

Checkliste APD: Sammeln von 24-Stunden-Dialysat und -Urin zur Berechnung der Effektivität

Schritt	Maßnahmen/Hinweise	✔
1.	Beginn des 24-Stunden-Urin-Sammelns, dabei den ersten Urin am Morgen verwerfen.	
2.	Urin kühl aufbewahren.	
3.	Beginn der üblichen APD. Das gesamte Einlaufvolumen der Behandlung einschließlich des Einlaufvolumens vom «letzten Beutel» und evtl. zusätzlicher Beutel (Tag 1) notieren.	
4.	*Durchführung:* • Das Dialysat in einem Auffangbehälter sammeln. • Das gesamte Auslaufvolumen notieren. • Das ausgelaufene Dialysat vermischen. • Eine Probe davon zur Bestimmung von Harnstoff und Kreatinin ans Labor senden. *Beachte:* • Die Dialyselösung zum Spülen des Systems muss in ein separates Gefäß abfließen und darf nicht für die Probe mitverwandt werden. • Probe entnehmen, bevor die restliche Dialyselösung aus den Vorratsbeuteln entleert wird.	
5.	Wird im Laufe des Tages ein zusätzlicher Beutel gewechselt, muss dieser Auslauf mit dem APD-Auslauf vermischt werden, bevor eine Probe entnommen wird. Das Gewicht wird zum APD-Auslaufvolumen addiert.	
6.	Eine Probe des 24-Stunden-Sammelurins zur Bestimmung von Harnstoff und Kreatinin ans Labor senden.	
7.	Blutprobe abnehmen und zur Bestimmung von Harnstoff, Blutzucker, Albumin und Kreatinin ans Labor senden.	
8.	Soll im Anschluss ein PET durchgeführt werden, so empfiehlt sich die Umstellung für einen Tag auf CAPD oder die Durchführung des PET am Nachmittag nach einer Verweilzeit von 8 Stunden mit einer 2,27- oder 2,3%igen Dialyselösung.	

Anhang 5
Ermittlung der Körperoberfläche (Body Surface Area, BSA)

Körperoberfläche berechnet nach: Dubois, D.; Dubois, E.F. (1916): A Formula to Estimate the Approximate Suface Area if Height and Weight Be Known. Arch. Intern. Med., 17: 836–871.

	Körperoberfläche m² (BSA)																
	Größe in cm																
kg	140	142	144	146	148	150	152	154	156	158	160	162	164	166	168	170	172
30	1,10	1,11	1,12	1,13	1,14	1,15	1,16	1,18	1,19	1,20	1,21	1,22	1,23	1,24	1,25	1,26	1,27
32	1,13	1,14	1,15	1,16	1,17	1,19	1,20	1,21	1,22	1,23	1,24	1,25	1,26	1,28	1,29	1,30	1,31
34	1,16	1,17	1,18	1,19	1,20	1,22	1,23	1,24	1,25	1,26	1,27	1,29	1,30	1,31	1,32	1,33	1,34
36	1,19	1,20	1,21	1,22	1,23	1,25	1,26	1,27	1,28	1,29	1,31	1,32	1,33	1,34	1,35	1,36	1,38
38	1,21	1,23	1,24	1,25	1,26	1,27	1,29	1,30	1,31	1,32	1,34	1,35	1,36	1,37	1,38	1,40	1,41
40	1,24	1,25	1,26	1,28	1,29	1,30	1,32	1,33	1,34	1,35	1,37	1,38	1,39	1,40	1,41	1,43	1,44
41	1,25	1,27	1,28	1,29	1,30	1,32	1,33	1,34	1,35	1,37	1,38	1,39	1,40	1,42	1,43	1,44	1,45
42	1,27	1,28	1,29	1,30	1,32	1,33	1,34	1,36	1,37	1,38	1,39	1,41	1,42	1,43	1,44	1,46	1,47
43	1,28	1,29	1,30	1,32	1,33	1,34	1,36	1,37	1,38	1,40	1,41	1,42	1,43	1,45	1,46	1,47	1,48
44	1,29	1,30	1,32	1,33	1,34	1,36	1,37	1,38	1,40	1,41	1,42	1,43	1,45	1,46	1,47	1,49	1,50
45	1,30	1,32	1,33	1,34	1,36	1,37	1,38	1,40	1,41	1,42	1,44	1,45	1,46	1,47	1,49	1,50	1,51
46	1,32	1,33	1,34	1,36	1,37	1,38	1,40	1,41	1,42	1,44	1,45	1,46	1,48	1,49	1,50	1,51	1,53
47	1,33	1,34	1,35	1,37	1,38	1,40	1,41	1,42	1,44	1,45	1,46	1,48	1,49	1,50	1,51	1,53	1,54
48	1,34	1,35	1,37	1,38	1,39	1,41	1,42	1,43	1,45	1,46	1,48	1,49	1,50	1,52	1,53	1,54	1,55
49	1,35	1,36	1,38	1,39	1,41	1,42	1,43	1,45	1,46	1,47	1,49	1,50	1,52	1,53	1,54	1,56	1,57
50	1,36	1,38	1,39	1,40	1,42	1,43	1,45	1,46	1,47	1,49	1,50	1,51	1,53	1,54	1,56	1,57	1,58
51	1,37	1,39	1,40	1,42	1,43	1,44	1,46	1,47	1,49	1,50	1,51	1,53	1,54	1,55	1,57	1,58	1,60
52	1,39	1,40	1,41	1,43	1,44	1,46	1,47	1,48	1,50	1,51	1,53	1,54	1,55	1,57	1,58	1,59	1,61
53	1,40	1,41	1,43	1,44	1,45	1,47	1,48	1,50	1,51	1,52	1,54	1,55	1,57	1,58	1,59	1,61	1,62
54	1,41	1,42	1,44	1,45	1,47	1,48	1,49	1,51	1,52	1,54	1,55	1,57	1,58	1,59	1,61	1,62	1,63
55	1,42	1,43	1,45	1,46	1,48	1,49	1,51	1,52	1,53	1,55	1,56	1,58	1,59	1,61	1,62	1,63	1,65
56	1,43	1,44	1,46	1,47	1,49	1,50	1,52	1,53	1,55	1,56	1,58	1,59	1,60	1,62	1,63	1,65	1,66
57	1,44	1,46	1,47	1,49	1,50	1,51	1,53	1,54	1,56	1,57	1,59	1,60	1,62	1,63	1,64	1,66	1,67
58	1,45	1,47	1,48	1,50	1,51	1,53	1,54	1,56	1,57	1,58	1,60	1,61	1,63	1,64	1,66	1,67	1,68
59	1,46	1,48	1,49	1,51	1,52	1,54	1,55	1,57	1,58	1,60	1,61	1,63	1,64	1,65	1,67	1,68	1,70
60	1,47	1,49	1,50	1,52	1,53	1,55	1,56	1,58	1,59	1,61	1,62	1,64	1,65	1,67	1,68	1,69	1,71
61	1,48	1,50	1,51	1,53	1,54	1,56	1,57	1,59	1,60	1,62	1,63	1,65	1,66	1,68	1,69	1,71	1,72
62	1,49	1,51	1,52	1,54	1,55	1,57	1,58	1,60	1,61	1,63	1,64	1,66	1,67	1,69	1,70	1,72	1,73
63	1,50	1,52	1,53	1,55	1,57	1,58	1,60	1,61	1,63	1,64	1,66	1,67	1,69	1,70	1,72	1,73	1,75
64	1,51	1,53	1,54	1,56	1,58	1,59	1,61	1,62	1,64	1,65	1,67	1,68	1,70	1,71	1,73	1,74	1,76

	Körperoberfläche m² (BSA)																
	Größe in cm																
kg	140	142	144	146	148	150	152	154	156	158	160	162	164	166	168	170	172
65	1,52	1,54	1,55	1,57	1,59	1,60	1,62	1,63	1,65	1,66	1,68	1,69	1,71	1,72	1,74	1,75	1,77
66	1,53	1,55	1,56	1,58	1,60	1,61	1,63	1,64	1,66	1,67	1,69	1,70	1,72	1,73	1,75	1,77	1,78
67	1,54	1,56	1,57	1,59	1,61	1,62	1,64	1,65	1,67	1,68	1,70	1,72	1,73	1,75	1,76	1,78	1,79
68	1,55	1,57	1,58	1,60	1,62	1,63	1,65	1,66	1,68	1,70	1,71	1,73	1,74	1,76	1,77	1,79	1,80
69	1,56	1,58	1,59	1,61	1,63	1,64	1,66	1,67	1,69	1,71	1,72	1,74	1,75	1,77	1,78	1,80	1,81
70	1,57	1,59	1,60	1,62	1,64	1,65	1,67	1,68	1,70	1,72	1,73	1,75	1,76	1,78	1,79	1,81	1,83
71	1,58	1,60	1,61	1,63	1,65	1,66	1,68	1,69	1,71	1,73	1,74	1,76	1,77	1,79	1,81	1,82	1,84
72	1,59	1,61	1,62	1,64	1,66	1,67	1,69	1,70	1,72	1,74	1,75	1,77	1,78	1,80	1,82	1,83	1,85
73	1,60	1,62	1,63	1,65	1,67	1,68	1,70	1,71	1,73	1,75	1,76	1,78	1,79	1,81	1,83	1,84	1,86
74	1,61	1,63	1,64	1,66	1,68	1,69	1,71	1,72	1,74	1,76	1,77	1,79	1,81	1,82	1,84	1,85	1,87
75	1,62	1,64	1,65	1,67	1,69	1,70	1,72	1,73	1,75	1,77	1,78	1,80	1,82	1,83	1,85	1,86	1,88
76	1,63	1,64	1,66	1,68	1,69	1,71	1,73	1,74	1,76	1,78	1,79	1,81	1,83	1,84	1,86	1,87	1,89
77	1,64	1,65	1,67	1,69	1,70	1,72	1,74	1,75	1,77	1,79	1,80	1,82	1,84	1,85	1,87	1,88	1,90
78	1,65	1,66	1,68	1,70	1,71	1,73	1,75	1,76	1,78	1,80	1,81	1,83	1,85	1,86	1,88	1,89	1,91
79	1,66	1,67	1,69	1,71	1,72	1,74	1,76	1,77	1,79	1,81	1,82	1,84	1,86	1,87	1,89	1,91	1,92
80	1,66	1,68	1,70	1,72	1,73	1,75	1,77	1,78	1,80	1,82	1,83	1,85	1,87	1,88	1,90	1,92	1,93
81	1,67	1,69	1,71	1,72	1,74	1,76	1,78	1,79	1,81	1,83	1,84	1,86	1,88	1,89	1,91	1,93	1,94
82	1,68	1,70	1,72	1,73	1,75	1,77	1,78	1,80	1,82	1,84	1,85	1,87	1,89	1,90	1,92	1,94	1,95
83	1,69	1,71	1,72	1,74	1,76	1,78	1,79	1,81	1,83	1,85	1,86	1,88	1,90	1,91	1,93	1,95	1,96
84	1,70	1,72	1,73	1,75	1,77	1,79	1,80	1,82	1,84	1,85	1,87	1,89	1,91	1,92	1,94	1,96	1,97
85	1,71	1,72	1,74	1,76	1,78	1,79	1,81	1,83	1,85	1,86	1,88	1,90	1,91	1,93	1,95	1,97	1,98
86	1,72	1,73	1,75	1,77	1,79	1,80	1,82	1,84	1,86	1,87	1,89	1,91	1,92	1,94	1,96	1,98	1,99
87	1,72	1,74	1,76	1,78	1,80	1,81	1,83	1,85	1,86	1,88	1,90	1,92	1,93	1,95	1,97	1,98	2,00
88	1,73	1,75	1,77	1,79	1,80	1,82	1,84	1,86	1,87	1,89	1,91	1,93	1,94	1,96	1,98	1,99	2,01
89	1,74	1,76	1,78	1,79	1,81	1,83	1,85	1,87	1,88	1,90	1,92	1,94	1,95	1,97	1,99	2,00	2,02
90	1,75	1,77	1,79	1,80	1,82	1,84	1,86	1,87	1,89	1,91	1,93	1,94	1,96	1,98	2,00	2,01	2,03
92	1,77	1,78	1,80	1,82	1,84	1,86	1,87	1,89	1,91	1,93	1,95	1,96	1,98	2,00	2,02	2,03	2,05
94	1,78	1,80	1,82	1,84	1,86	1,87	1,89	1,91	1,93	1,95	1,96	1,98	2,00	2,02	2,03	2,05	2,07
96	1,80	1,82	1,84	1,85	1,87	1,89	1,91	1,93	1,94	1,96	1,98	2,00	2,02	2,03	2,05	2,07	2,09

Körperoberfläche m² (BSA)																	
	Größe in cm																
kg	170	172	174	176	178	180	182	184	186	188	190	192	194	196	198	200	202
50	1,57	1,58	1,60	1,61	1,62	1,63	1,65	1,66	1,67	1,69	1,70	1,71	1,73	1,74	1,75	1,76	1,78
52	1,59	1,61	1,62	1,64	1,65	1,66	1,68	1,69	1,70	1,72	1,73	1,74	1,76	1,77	1,78	1,79	1,81
54	1,62	1,63	1,65	1,66	1,68	1,69	1,70	1,72	1,73	1,74	1,76	1,77	1,78	1,80	1,81	1,82	1,84
56	1,65	1,66	1,67	1,69	1,70	1,72	1,73	1,74	1,76	1,77	1,78	1,80	1,81	1,82	1,84	1,85	1,87
58	1,67	1,68	1,70	1,71	1,73	1,74	1,76	1,77	1,78	1,80	1,81	1,82	1,84	1,85	1,87	1,88	1,89
60	1,69	1,71	1,72	1,74	1,75	1,77	1,78	1,80	1,81	1,82	1,84	1,85	1,87	1,88	1,89	1,91	1,92
62	1,72	1,73	1,75	1,76	1,78	1,79	1,81	1,82	1,83	1,85	1,86	1,88	1,89	1,91	1,92	1,93	1,95
64	1,74	1,76	1,77	1,79	1,80	1,82	1,83	1,84	1,86	1,87	1,89	1,90	1,92	1,93	1,95	1,96	1,97
66	1,77	1,78	1,80	1,81	1,82	1,84	1,85	1,87	1,88	1,90	1,91	1,93	1,94	1,96	1,97	1,99	2,00
68	1,79	1,80	1,82	1,83	1,85	1,86	1,88	1,89	1,91	1,92	1,94	1,95	1,97	1,98	2,00	2,01	2,03
70	1,81	1,83	1,84	1,86	1,87	1,89	1,90	1,92	1,93	1,95	1,96	1,98	1,99	2,01	2,02	2,04	2,05
71	1,82	1,84	1,85	1,87	1,88	1,90	1,91	1,93	1,94	1,96	1,97	1,99	2,00	2,02	2,03	2,05	2,06
72	1,83	1,85	1,86	1,88	1,89	1,91	1,92	1,94	1,95	1,97	1,99	2,00	2,02	2,03	2,05	2,06	2,08
73	1,84	1,86	1,87	1,89	1,90	1,92	1,94	1,95	1,97	1,98	2,00	2,01	2,03	2,04	2,06	2,07	2,09
74	1,85	1,87	1,88	1,90	1,92	1,93	1,95	1,96	1,98	1,99	2,01	2,02	2,04	2,05	2,07	2,08	2,10
75	1,86	1,88	1,90	1,91	1,93	1,94	1,96	1,97	1,99	2,00	2,02	2,04	2,05	2,07	2,08	2,10	2,11
76	1,87	1,89	1,91	1,92	1,94	1,95	1,97	1,98	2,00	2,02	2,03	2,05	2,06	2,08	2,09	2,11	2,12
77	1,88	1,90	1,92	1,93	1,95	1,96	1,98	2,00	2,01	2,03	2,04	2,06	2,07	2,09	2,10	2,12	2,14
78	1,89	1,91	1,93	1,94	1,96	1,98	1,99	2,01	2,02	2,04	2,05	2,07	2,09	2,10	2,12	2,13	2,15
79	1,91	1,92	1,94	1,95	1,97	1,99	2,00	2,02	2,03	2,05	2,07	2,08	2,10	2,11	2,13	2,14	2,16
80	1,92	1,93	1,95	1,96	1,98	2,00	2,01	2,03	2,04	2,06	2,08	2,09	2,11	2,12	2,14	2,15	2,17
81	1,93	1,94	1,96	1,97	1,99	2,01	2,02	2,04	2,06	2,07	2,09	2,10	2,12	2,13	2,15	2,17	2,18
82	1,94	1,95	1,97	1,98	2,00	2,02	2,03	2,05	2,07	2,08	2,10	2,11	2,13	2,15	2,16	2,18	2,19
83	1,95	1,96	1,98	2,00	2,01	2,03	2,04	2,06	2,08	2,09	2,11	2,13	2,14	2,16	2,17	2,19	2,20
84	1,96	1,97	1,99	2,01	2,02	2,04	2,05	2,07	2,09	2,10	2,12	2,14	2,15	2,17	2,18	2,20	2,22
85	1,97	1,98	2,00	2,02	2,03	2,05	2,07	2,08	2,10	2,11	2,13	2,15	2,16	2,18	2,20	2,21	2,23
86	1,98	1,99	2,01	2,03	2,04	2,06	2,08	2,09	2,11	2,12	2,14	2,16	2,17	2,19	2,21	2,22	2,24
87	1,98	2,00	2,02	2,04	2,05	2,07	2,09	2,10	2,12	2,14	2,15	2,17	2,18	2,20	2,22	2,23	2,25
88	1,99	2,01	2,03	2,05	2,06	2,08	2,10	2,11	2,13	2,15	2,16	2,18	2,19	2,21	2,23	2,24	2,26
89	2,00	2,02	2,04	2,06	2,07	2,09	2,11	2,12	2,14	2,16	2,17	2,19	2,21	2,22	2,24	2,25	2,27
90	2,01	2,03	2,05	2,06	2,08	2,10	2,12	2,13	2,15	2,17	2,18	2,20	2,22	2,23	2,25	2,27	2,28
91	2,02	2,04	2,06	2,07	2,09	2,11	2,13	2,14	2,16	2,18	2,19	2,21	2,23	2,24	2,26	2,28	2,29
92	2,03	2,05	2,07	2,08	2,10	2,12	2,14	2,15	2,17	2,19	2,20	2,22	2,24	2,25	2,27	2,29	2,30
93	2,04	2,06	2,08	2,09	2,11	2,13	2,15	2,16	2,18	2,20	2,21	2,23	2,25	2,26	2,28	2,30	2,31
94	2,05	2,07	2,09	2,10	2,12	2,14	2,16	2,17	2,19	2,21	2,22	2,24	2,26	2,27	2,29	2,31	2,32

	Körperoberfläche m^2 (BSA)																
	Größe in cm																
kg	170	172	174	176	178	180	182	184	186	188	190	192	194	196	198	200	202
95	2,06	2,08	2,10	2,11	2,13	2,15	2,16	2,18	2,20	2,22	2,23	2,25	2,27	2,28	2,30	2,32	2,33
96	2,07	2,09	2,10	2,12	2,14	2,16	2,17	2,19	2,21	2,23	2,24	2,26	2,28	2,29	2,31	2,33	2,35
97	2,08	2,10	2,11	2,13	2,15	2,17	2,18	2,20	2,22	2,24	2,25	2,27	2,29	2,30	2,32	2,34	2,36
98	2,09	2,11	2,12	2,14	2,16	2,18	2,19	2,21	2,23	2,25	2,26	2,28	2,30	2,31	2,33	2,35	2,37
99	2,10	2,11	2,13	2,15	2,17	2,19	2,20	2,22	2,24	2,26	2,27	2,29	2,31	2,32	2,34	2,36	2,38
100	2,11	2,12	2,14	2,16	2,18	2,20	2,21	2,23	2,25	2,27	2,28	2,30	2,32	2,33	2,35	2,37	2,39
101	2,11	2,13	2,15	2,17	2,19	2,20	2,22	2,24	2,26	2,27	2,29	2,31	2,33	2,34	2,36	2,38	2,40
102	2,12	2,14	2,16	2,18	2,20	2,21	2,23	2,25	2,27	2,28	2,30	2,32	2,34	2,35	2,37	2,39	2,41
103	2,13	2,15	2,17	2,19	2,20	2,22	2,24	2,26	2,28	2,29	2,31	2,33	2,35	2,36	2,38	2,40	2,42
104	2,14	2,16	2,18	2,20	2,21	2,23	2,25	2,27	2,29	2,30	2,32	2,34	2,36	2,37	2,39	2,41	2,43
105	2,15	2,17	2,19	2,20	2,22	2,24	2,26	2,28	2,29	2,31	2,33	2,35	2,37	2,38	2,40	2,42	2,44
106	2,16	2,18	2,20	2,21	2,23	2,25	2,27	2,29	2,30	2,32	2,34	2,36	2,38	2,39	2,41	2,43	2,45
107	2,17	2,19	2,20	2,22	2,24	2,26	2,28	2,30	2,31	2,33	2,35	2,37	2,39	2,40	2,42	2,44	2,46
108	2,18	2,19	2,21	2,23	2,25	2,27	2,29	2,30	2,32	2,34	2,36	2,38	2,39	2,41	2,43	2,45	2,47
109	2,18	2,20	2,22	2,24	2,26	2,28	2,30	2,31	2,33	2,35	2,37	2,39	2,40	2,42	2,44	2,46	2,48
110	2,19	2,21	2,23	2,25	2,27	2,29	2,30	2,32	2,34	2,36	2,38	2,40	2,41	2,43	2,45	2,47	2,49
111	2,20	2,22	2,24	2,26	2,28	2,29	2,31	2,33	2,35	2,37	2,39	2,40	2,42	2,44	2,46	2,48	2,49
112	2,21	2,23	2,25	2,27	2,28	2,30	2,32	2,34	2,36	2,38	2,40	2,41	2,43	2,45	2,47	2,49	2,50
113	2,22	2,24	2,26	2,27	2,29	2,31	2,33	2,35	2,37	2,39	2,40	2,42	2,44	2,46	2,48	2,50	2,51
114	2,23	2,25	2,26	2,28	2,30	2,32	2,34	2,36	2,38	2,40	2,41	2,43	2,45	2,47	2,49	2,50	2,52
115	2,23	2,25	2,27	2,29	2,31	2,33	2,35	2,37	2,39	2,40	2,42	2,44	2,46	2,48	2,50	2,51	2,53
116	2,24	2,26	2,28	2,30	2,32	2,34	2,36	2,38	2,39	2,41	2,43	2,45	2,47	2,49	2,51	2,52	2,54
117	2,25	2,27	2,29	2,31	2,33	2,35	2,37	2,38	2,40	2,42	2,44	2,46	2,48	2,50	2,51	2,53	2,55
118	2,26	2,28	2,30	2,32	2,34	2,35	2,37	2,39	2,41	2,43	2,45	2,47	2,49	2,50	2,52	2,54	2,56

Anhang 6

Beispiel für das Vorgehen bei Verdacht auf Leckage

Vorgehen bei Verdacht auf Leckage, z. B. bei offenem Processus vaginalis peritonei, im Robert-Bosch-Krankenhaus, Stuttgart

Symptom:

- Wasseransammlung in der Bauchdecke oder im Genitalbereich

Diagnostik:

- körperliche Untersuchung durch einen Arzt
- Ultraschall
- Peritoneographie
- Aszites-Szintigraphie.

Pflegerische Aufgaben:

- Ultraschall: Bauchauslauf, Exit mit steriler Folie abkleben.
- Beachten, dass der Katheter in Richtung Oberkörper fixiert ist.

Peritoneographie
(Zeitaufwand insges. 30–50 Minuten):

- Anwesenheit der PD-Pflegekraft in der Röntgenabteilung notwendig, zeitliche Absprache notwendig. Vor Abruf in Röntgenabteilung bitte Auslauf durchführen lassen.
- Material: sterile Kompressen, zwei sterile Abdecktücher, sterile Handschuhe, 1 PD-Beutel (bei Baxter-System 2 blaue Klemmen), Verschlusskappe, Pflaster zum Fixieren
- Durchführung:
  - sterilen Tisch vorbereiten und 20-ml-Spritze sowie Kanüle (optimal: Kanüle mit großem Durchmesser) und sterile Kompressen auspacken.
  - sterile Handschuhe anziehen und das verordnete Kontrastmittel (z. B. Imeron® 350) steril mit 20-ml-Spritze aufziehen.
  - steriles Schlitztuch auf Exit legen, sodass das Katheterende auf dem sterilen Tuch liegt, und das Tuch mit Pflaster fixieren; PD-Beutel vorbereiten und an Infusionsständer hängen.
  - bei Anwesenheit eines Arztes: Kontrastmittel zügig unter sterilen Bedingungen in Katheterverlängerung spritzen. Der Luer-Lock-Adapter der Spritzen passt auf die Katheterverlängerung von Baxter und Fresenius, bei Gambro-Systemen muss ein spezieller Adapter (Verbindungsadapter, z. B. zu Extraneal®-Beuteln) auf die Katheterverlängerung geschraubt werden. Anschließend sofort den Beutel steril anschließen, jedoch keinen Einlauf vornehmen. Jetzt ist das System gesichert.
  - Während der Röntgenuntersuchung wird die Lage des Patienten geändert, der Arzt stellt den Röntgentisch auf, der Patient wird zum Pressen wie zum Stuhlgang aufgefordert, er stellt sich seitlich etc. Der Infusionsständer muss entsprechend hoch gestellt werden. Auf Aufforderung durch den Arzt wird ein Teil der Dialyselösung in die Bauchhöhle drainiert, um damit den intraperitonealen Druck zu erhöhen.
  - Nach der Untersuchung wird ein kompletter Auslauf durchgeführt.

Aszites-szintigraphie:

- Anwesenheit der PD-Pflegekraft notwendig, daher zeitliche Absprache erforderlich.
- Vor Abruf in die Abteilung für Nuklearmedizin bitte Auslauf durchführen lassen.

Material:

- Material für einen Beutelwechsel
- Spritze mit Radiojod.

Durchführung:

- PD-Beutel an Katheterverlängerung anschließen, Spülung durchführen. Stopp.
- Vorbereitetes Medikament steril in die frische Dialyselösung injizieren und den Beutel gut mischen, weil das Medikament schwerer als Wasser ist. Dann Einlauf durchführen und Patienten dekonnektieren.
- Das Radiojod in der Peritonealhöhle wird nach ärztlicher Anordnung in bestimmten Zeitabständen über einen Zeitraum bis zu 24 Stunden gemessen. In der Zwischenzeit sollte der Patient sich belasten, spazieren gehen, Treppen steigen etc., damit die Leckage unter der Belastung durch Übertritt des Radiojods aus der Bauchhöhle sichtbar wird.

Wichtig!

Der leere Dialysebeutel und das Auslaufdialysat mit der radioaktiven Flüssigkeit werden in der Abteilung für Nuklearmedizin entsorgt.

Anhang 7

Pflegerische Maßnahmen bei Peritonitis

. Schmerztherapie nach ärztlicher Anordnung

2. Entnahme von Dialysatproben aus dem mitgebrachten trüben Auslaufbeutel für Kulturen, Gramfärbung und Leukozytenzählung. Hat der Patient keinen trüben Auslaufbeutel mitgebracht, wird ein Auslauf durchgeführt und es werden Proben aus diesem Beutel entnommen. Diese Entnahme muss steril durchgeführt werden.
   Die Dialysatproben untersuchen lassen:

   - Kultur aerob und anaerob für Erreger und Antibiogramm: je 10 ml Dialysat
   - Gramfärbung: 10 ml Dialysat in die Bakteriologie senden. Mit diesem Test gelingt gelegentlich in kurzer Zeit der Nachweis grampositiver oder -negativer Keime. Er ist jedoch im ambulanten Bereich nur sehr eingeschränkt möglich und nicht unbedingt erforderlich.
   - Leukozytenzählung mit Bestimmung der neutrophilen Granulozyten: 10 ml Dialysat ins Labor senden. Die Abnahme dieser Probe muss nicht steril durchgeführt werden, da Keime das Ergebnis nicht verfälschen.

3. Sterile Beimpfung der Dialyselösung mit Antibiotika nach Standard bzw. ärztlicher Anordnung.

4. Tägliche Entnahme von 10 ml Dialysat aus dem Nachtbeutel für die Verlaufskontrolle der Leukozyten. Die Verweilzeit des Dialysates in der Bauchhöhle beeinflusst die Zahl der Leukozyten und muss daher bei den Kontrollmessungen berücksichtigt werden (z. B. immer Probenentnahmen morgens aus dem «Nachtdialysat»).

5. Überleitungswechsel im Behandlungsverlauf.

Anhang 8

PD-spezifische Besonderheiten in Diagnostik und Therapie

Werden bei Patienten unter Peritonealdialyse diagnostische Untersuchungen oder therapeutische Eingriffe vorgenommen, müssen PD-spezifische Aspekte beachtet und ggf. zusätzliche Maßnahmen getroffen werden.

Untersuchungen des Magen-Darm-Trakts:

- *Magenspiegelung:* Bauchauslauf
- *Koloskopie:*
  - Antibiotikaprophylaxe nach ärztlicher Anordnung
  - Bauchauslauf während der Vorbereitung und Untersuchung.

Eingriffe an intraperitoneal gelegenen Organen:

- *Gallenblasenentfernung, Leberpunktion etc.:*
  - Bauchauslauf vor dem Eingriff
  - Antibiotikaprophylaxe nach ärztlicher Anordnung.

Operationen:

- *Parathyreoidektomie:*
  - Wiederaufnahme und Intensivierung der Vitamin-D-Therapie unmittelbar vor und nach dem Eingriff
  - Anpassen des Calciumgehalts der Dialyselösung postoperativ
  - Materialüberprüfung zu Hause
  - Einsatz calciumhaltiger Phosphatbinder.
- *Leistenhernie:*
  - Bauchauslauf
  - postoperativ 1–3 Tage PD-Pause nach ärztlicher Anordnung
  - Beginn mit kleinem Volumen und häufigen Wechseln.

Kardiale Untersuchungen:

- *Belastungs-EKG:* Bauchauslauf
- *Herzkatheter:* Bauchauslauf.

Sonographische Untersuchungen:

- *Sonographie Abdomen:*
  - Verband entfernen und sterile Klebefolie auf Katheteraustrittsstelle aufbringen
  - evtl. Bauchauslauf.

Injektionen und Infusionen:

- *Infusionstherapie:*
  - Nadeln nach Beendigung jeweils entfernen
  - Prophylaxe einer Venenentzündung
- *Injektionen:*
  - bei subkutanen Injektionen Katheterlage berücksichtigen
  - eher Oberschenkel bevorzugen.

Medikation und Kontrastmittel:

- Berücksichtigung der nephrotoxischen Wirkung einiger Medikamente bei Patienten mit guter Nierenrestfunktion.

Ergänzende und weiterführende Literatur

Blake, P.G. (2010): Peritonitis and catheter guidelines – a 2010 update. *Perit. Dial. Int., 30* (4): 391–392.

Cnossen, T.T., Usvyat, L., Kotanko, P., van der Sande, F.M., Kooman, J.P., Carter, M., Leunissen, K.M., Levin, N.W. (2011): Comparison of outcomes on continuous ambulatory peritoneal dialysis versus automated peritoneal dialysis: results from a USA database. *Perit. Dial. Int., 31* (6): 679–684.

Dombros, N., Dratwa, M., Feriani, M., Gokal, R., Heimburger, O., Krediet, R., Plum, J., Rodrigues, A., Selgas, R., Struijk, D., Verger, C. (2005): European best practice guidelines for peritoneal dialysis. 1 General guidelines. *Nephrol. Dial. Transplant., 20* Suppl. 9: ix2.

Dombros, N., Dratwa, M., Feriani, M., Gokal, R., Heimburger, O., Krediet, R., Plum, J., Rodrigues, A., Selgas, R., Struijk, D., Verger, C. (2005): European best practice guidelines for peritoneal dialysis. 3 Peritoneal access. *Nephrol. Dial. Transplant., 20* Suppl. 9: ix8–ix12.

Dombros, N., Dratwa, M., Feriani, M., Gokal, R., Heimburger, O., Krediet, R., Plum, J., Rodrigues, A., Selgas, R., Struijk, D., Verger, C. (2005): European best practice guidelines for peritoneal dialysis. 7 Adequacy of peritoneal dialysis. *Nephrol. Dial. Transplant., 20* Suppl. 9: ix24–ix27.

Dubois, D.; Dubois, E.F. (1916): A Formula to Estimate the Approximate Suface Area if Height and Weight Be Known. *Arch. Intern. Med.,* 17: 836–871.

Figueiredo, A., Goh, B.L., Jenkins, S., Johnson, D.W., Mactier, R., Ramalakshmi, S., Shrestha, B., Struijk, D., Wilkie, M. (2010): Clinical practice guidelines for peritoneal access. *Perit. Dial. Int., 30* (4): 424–429.

Firanek, C., Guest, S. (2011): Hand hygiene in peritoneal dialysis. *Perit. Dial. Int., 31* (4): 399–408.

Fried, L., Hebah, N., Finkelstein, F., Piraino, B. (2008): Association of Kt/V and creatinine clearance with outcomes in anuric peritoneal dialysis patients. *Am. J. Kidney Dis., 52* (6): 1122–1130.

Furgeson, S.B., Teitelbaum, I. (2009): New treatment options and protocols for peritoneal dialysis-related peritonitis. *Contrib. Nephrol.,* 163: 169–176.

Ito, T., Yorioka, N. (2008): Peritoneal damage by peritoneal dialysis solutions. *Clin. Exp. Nephrol., 12* (4): 243–249.

Jager, K.J., Merkus, M.P., Dekker, F.W., Boeschoten, E.W., Tijssen, J.G., Stevens, P., Bos, W.J., Krediet, R.T. (1999): Mortality and technique failure in patients starting chronic peritoneal dialysis: results of The Netherlands Cooperative Study on the Adequacy of Dialysis. NECOSAD Study Group. *Kidney Int., 55* (4): 1476–1485.

Khanna, R., Krediet, T.R. (2009): *Nolph and Gokal's textbook of Peritoneal dialysis.* New York: Springer.

Krediet, R.T. (2009): Biocompatibility and peritoneal transport. *Perit. Dial. Int., 29* (2): 147–149.

McIntyre, C.W. (2007): Update on peritoneal dialysis solutions. *Kidney Int., 71* (6): 486–490.

Mettang, T. (2008): Peritonealdialyse. In: Kuhlmann, U., Walb, D., Böhler, J., Luft, F.: *Nephrologie – Pathophysiologie – Klinik – Nierenersatzverfahren.* 5., neu bearbeitete und erweiterte Auflage. Stuttgart – New York: Thieme.

Nikitidou, O., Liakopoulos, V., Kiparissi, T., Divani, M., Leivaditis, K., Dombros, N. (2012): Peritoneal dialysis-related infections recommendations: 2010 update. What is new? *Int. Urol. Nephrol., 44* (2): 593–600.

Odudu, A., Wilkie, M. (2011): Controversies in the management of infective complications of peritoneal dialysis. *Nephron. Clin. Pract., 118* (3): c301–c308.

Paniagua, R., Amato, D., Vonesh, E., Correa-Rotter, R., Ramos, A., Moran, J., Mujais, S. (2002): Effects of increased peritoneal clearances on mortality rates in peritoneal dialysis: ADEMEX, a prospective, randomized, controlled trial. *J. Am. Soc. Nephrol., 13* (5): 1307–1320.

Perakis, K.E., Stylianou, K.G., Kyriazis, J.P., Mavroeidi, V.N., Katsipi, I.G., Vardaki, E.A., Petrakis, I.G., Stratigis, S., Kroustalakis, N.G., Alegakis, A.K., Daphnis, E.K. (2009): Long-term complication rates and survival of peritoneal dialysis catheters: the role of percutaneous versus surgical placement. *Semin. Dial., 22* (5): 569–575.

Perl, J., Wald, R., Bargman, J.M., Na, Y., Jassal, S.V., Jain, A.K., Moist, L., Nessim, S.J. (2012): Changes in patient and technique survival over time among incident peritoneal dialysis patients in Canada. *Clin. J. Am. Soc. Nephrol., 7* (7): 1145–1154.

Piraino, B., Bernardini, J., Brown, E., Figueiredo, A., Johnson, D.W., Lye, W.C., Price, V., Ramalakshmi, S., Szeto, C.C. (2011): ISPD position statement on reducing the risks of peritoneal dialysis-related infections. *Perit. Dial. Int., 31* (6): 614–630.

Strippoli, G.F., Tong, A., Johnson, D., Schena, F.P., Craig, J.C. (2004): Antimicrobial agents for preventing peritonitis in peritoneal dialysis patients. *Cochrane Database Syst. Rev.*, 2004(4): CD004679.

Strippoli, G.F., Tong, A., Johnson, D., Schena, F.P., Craig, J.C. (2004): Catheter type, placement and insertion techniques for preventing peritonitis in peritoneal dialysis patients. *Cochrane Database Syst. Rev.*, 2004(4): CD004680.

Yip, T., Lui, S.L., Lo, W.K. (2013): The choice of peritoneal dialysis catheter implantation technique by nephrologists. *Int. J. Nephrol.*, 2013:940106.

Autorenverzeichnis

Prof. Dr. med. Thomas Mettang ist leitender Arzt des Fachbereichs Nephrologie an der Deutschen Klinik für Diagnostik und am KfH-Zentrum in Wiesbaden. Sein besonderes Interesse gilt seit mehr als 20 Jahren der Peritonealdialyse. Bereits in den späten 80er-Jahren des 20. Jahrhunderts hat der Autor während seiner Ausbildung zum Arzt für Innere Medizin im Peritonealdialysezentrum am Robert Bosch Krankenhaus in Stuttgart Patienten betreut, die dieses Verfahren über viele Jahre hinweg erfolgreich eingesetzt haben. Im Verlauf seiner langjährigen Tätigkeit als Oberarzt war er durchgängig für die Peritonealdialyseeinheit am Robert Bosch Krankenhaus verantwortlich. Während dieser Zeit wurden zahlreiche wissenschaftliche Arbeiten zum Thema Biokompatibilität von Dialyselösungen vom Autor initiiert bzw. in Kooperation mit anderen Forschergruppen bearbeitet. Darüber hinaus hat der Autor zusammen mit Frau Christa Tast die Schulungsunterlagen für die Ausbildung zur Fachkrankenschwester Nephrologie im Bereich Peritonealdialyse erstellt und diese Ausbildung als Referent begleitet.

Auch nach seinem Wechsel an die Deutsche Klinik für Diagnostik in Wiesbaden hat sich Prof. Mettang für die Entwicklung der Peritonealdialyse eingesetzt und neue Katheter-Implantationstechniken entwickelt.

Christa Tast ist Fachkrankenschwester für Nephrologie im Robert Bosch Krankenhaus Stuttgart und leitet dort seit 1986 die Peritonealdialyseabteilung. Die Abteilung kooperiert mit sehr vielen Nephrologen im Großraum Stuttgart und die Patienten werden über die Dialyseverfahren beraten, geschult, ambulant betreut und bei Bedarf stationär aufgenommen und behandelt. Gemeinsam mit PD-erfahrenen Nephrologen organisiert und unterrichtet sie seit vielen Jahren deutschlandweit PD-Schulungen. Neben ihren pflegerischen Tätigkeiten war Frau Tast viele Jahre lang Vorsitzende des Fachverbandes nephrologischer Berufsgruppen (fnb) und hat vor 14 Jahren gemeinsam mit Kolleginnen aus der Schweiz und Österreich den Dreiländerkongress Nephrologie ins Leben gerufen. Ihr berufspolitisches Interesse motivierte sie zum Fernstudium «Gesundheitsökonomie» an der Universität Bielefeld, das sie 2006 erfolgreich abschließen konnte. Mit Herrn Prof. Dr. med. Th. Mettang hat sie die Broschüre «Medikamente für Dialysepatienten – Ein Ratgeber» erstellt. Ihr besonderes Interesse gilt der Professionalisierung der Pflege und der Förderung der Heimdialyse.

Abkürzungsverzeichnis

AGEs	Endprodukte fortgeschrittener Glykierung («advanced glycation end-products»)
APD	apparative Peritonealdialyse
BCM	Body-Composition-Monitor
BSA	Körperoberfläche («body surface area»)
BZ	Blutzucker
CAPD	kontinuierliche ambulante Bauchfelldialyse («continuous ambulatory peritoneal dialysis»)
CCPD	kontinuierliche zyklische Peritonealdialyse («continuous cyclic peritoneal dialysis»)
DOQI	Dialysis Outcomes Quality Initiative
EPS	enkapsulierende peritoneale Sklerose
GDPs	Glukoseabbauprodukte («glucose degradation products»)
GFR	glomeruläre Filtrationsrate
HD	Hämodialyse
IPD	intermittierende Peritonealdialyse
KAST	Katheteraustrittsstelle
KOF	Körperoberfläche
MG	Molekulargewicht
MRSA	methicillinresistenter Staphylococcus aureus
NIPD	nächtliche intermittierende Peritonealdialyse
PCR	Proteinabbaurate («protein catabolic rate»)
PD	Peritonealdialyse
PDC	peritoneale Dialysekapazität («peritoneal dialysis capacity»)
PET	peritonealer Äquilibrationstest («peritoneal equilibrium test»)
PFT	peritonealer Funktionstest

Sachwortverzeichnis